LES FONDATIONS DU SYSTÈME D'ÉQUILIBRAGE DES MÉRIDIENS

Manuel de référence clinique

Dr. Sonia F. Tan, DAOM, R.Ac., R.TCM.P.

Les fondations du Système d'Équilibrage des Méridiens
Manuel de référence clinique

ISBNs
978-1-7361614-3-2 (livre de poche)
978-1-7361614-4-9 (livre relié)
978-1-7361614-5-6 (livre électronique)

Publié par : Sonia F Tan Inc

ATTESTATIONS

Le regretté Dr Richard Tan disait souvent qu'il voulait que ses étudiants prennent ses enseignements au-delà du niveau mental et les intégrer dans leur cœur. Dre Sonia Tan l'a clairement fait et incarne pleinement la connaissance de la méthode du Système d'Équilibrage des Méridiens. Elle est une enseignante douée qui peut conduire ses élèves du début aux stades avancés de l'apprentissage de cet art merveilleux. "

> —John Maxwell, MTOM, L.Ac.
> Étudiant senior et l'un des « seize premiers »
> du Dr Richard Teh-Fu Tan, OMD, L.Ac.

'Vraiment un livre pour la grande communauté d'acupuncteurs traditionnellement formés, *Les fondations du Système d'Équilibrage des Méridiens'* du Dre Sonia Tan expose clairement et succinctement le pourquoi et le comment de l'Équilibrage des Méridiens. Elle poursuit l'engagement de feu Shifu Richard Tan envers ses étudiants non seulement de « gardez ça simple », mais aussi d'éviter les problèmes courants de connaissances cloîtrées et de transmission trompeuse d'informations incomplètes. Je m'attends à une écriture magistrale similaire dans ses futurs livres sur le 'Système d'Équilibrage des Méridiens' et la Métaphysique Chinoise.'

> —Howard Chen, M.D., FAAMA, ABOIM
> Étudiant senior, le seul médecin apprenti et l'un des
> « Seize premiers » du Dr Richard Teh-Fu Tan, OMD, L.Ac.

'Ce livre est une source de référence exceptionnelle pour les praticiens de Médecine Traditionnelle Chinoise qui cherchent à renforcer leur compréhension de la méthode du Système d'Équilibrage des Méridiens. Suffisamment sophistiqué pour les praticiens expérimentés de la MTC et suffisamment clair pour ceux qui ont moins d'expérience, Dre Sonia Tan crée un chemin facile à suivre pour ceux qui cherchent à améliorer leurs compétences et leur pratique au bénéfice des patients. Dre Tan fait usage d'excellents exemples et des aides visuelles pour rendre la compréhension presque sans effort. Ce livre est l'occasion d'apprendre et de grandir, écrit par l'une des maîtres à penser dans ce domaine.'

—Nadiya Melnyk, DAOM, L.Ac., MACP
Fondatrice, Wisdom of Health, Inc. Chicago, IL
Auteure de *Women's Health: Western and Eastern Perspective*

'Je pratique l'acupuncture depuis dix-sept ans[...] Il y a deux ans, je suis tombé sur le Système d'Équilibrage des Méridiens. Ce fut le coup de foudre ! Ce style d'Acupuncture résonne tellement en moi que j'ai plongé dans l'étude et la pratique tout de suite. J'ai eu la chance, au Collège Langara, de faire partie de la toute première cohorte d'étudiants enseignée par la Dre Sonia Tan. Depuis, je ne pratique exclusivement que le Système d'Équilibrage des Méridiens. Avec ce nouveau manuel de référence clinique, je suis outillée de toutes les connaissances que je puisse avoir pour traiter les patients qui viennent à ma clinique, à l'aide du Système d'Équilibrage des Méridiens.'

—Fion Chou, R.Ac., R.TCM. P.
Praticienne certifiée du Système d'Équilibrage des Méridiens

'Dre Sonia Tan a fait un travail approfondi et fantastique avec ce livre. Ce n'est pas facile d'écrire des concepts et de les expliquer sur papier, mais elle l'a fait ! Personnellement, j'ai adoré qu'elle parle directement au lecteur. Je suis une visuelle en apprentissage, j'ai trouvé tous les diagrammes très utiles pour comprendre le matériel. Les cas cliniques sont également très utiles pour concrétiser le concept à la pratique clinique. Bien joué !'

—Clara Cohen, R.Ac., DTCM
Présidente, Boucher Institute of Naturopathic Medecine
Propriétaire, Healing Cedar Wellness, Port Moody, C.-B.

'La lecture de ce livre m'a donné l'impression d'être de retour en classe avec Sonia ! J'entendais sa voix me rappeler que les principes fondamentaux du Système d'Équilibrage des Méridiens vont faire un bon bout de chemin dans la réussite clinique. En tant qu'étudiante de ce système, j'ai apprécié le résumé concis de notre ascendance en acupuncture ; en tant que clinicienne, j'ai trouvé inestimable le renforcement des 'perles cliniques' de Sonia. Avec certitude, ce manuel de référence va devenir ma ressource clinique pratique tout au long de ma carrière.'

—Suzanne Williams, MBA, R. Ac.
Praticienne certifiée Système d'Équilibrage des Méridiens
Directrice exécutive, Association of Traditional Chinese Medicine and Acupuncture Practitioners (ATCMA) de la Colombie-Britannique

'Ce manuel de référence contient tout ce dont vous avez besoin et plus encore pour commencer avec le Système d'Équilibrage des Méridiens, de l'histoire et des origines à la théorie pratique. Dre Sonia Tan fait un excellent travail en compilant différentes informations à partir de textes historiques, de praticiens renommés et de théories modernes explorant la théorie des méridiens. Ce livre est facile à comprendre mais rempli de bijoux d'informations, un must pour ceux et celles qui cherchent à en apprendre davantage sur le Système d'Équilibrage des Méridiens ou comme référence pour tout praticien d'expérience.'

—Edmund Chin, R.Ac.
Praticien certifié en Système d'Équilibrage des Méridiens

' Dre Sonia F. Tan a créé un guide concis et facile à utiliser avec ce manuel. Elle fournit un bref historique du Système d'Équilibrage des Méridiens, et elle développe les connaissances de ses mentors et de ses propres recherches. Elle intègre sa riche expérience clinique pour transmettre son point de vue unique. Pour les nouveaux apprentis du Système d'Équilibrage des Méridiens, cela peut sembler une quantité écrasante d'informations car elle n'est pas enseignée à grande échelle dans les écoles d'acupuncture. Ce manuel décortique ces informations en de courtes explications et des diagrammes faciles à interpréter pour chacun des systèmes. De plus, les études de cas cliniques aident à solidifier la compréhension par le lecteur, de chaque système. Dre Tan fournit également des raccourcis mnémotechniques vers des parties plus complexes des différents systèmes. Ces éléments en font une référence clinique idéale pour un acupuncteur familier avec les fondements du Système d'Équilibrage des Méridiens. La lecture du texte est également rehaussée par des indices sur la personnalité de l'auteur dans chaque chapitre. Le lecteur peut ressentir dans l'écriture tout l'enthousiasme de l'auteure pour l'acupuncture et l'enseignement. Je recommande vivement ce livre aux acupuncteurs ayant les connaissances de base de ces Systèmes pour confirmer leurs sélections de points, améliorer leur pratique ou comme rafraîchissement sur le Système d'Équilibrage des Méridiens.

—Zaria Valentine, DAOM, L.Ac.

'Dre Sonia Tan a créé un guide de référence précieux pour l'étudiant actuel du Système d'Équilibrage des Méridiens et un document convaincant pour susciter la curiosité d'un futur étudiant du Système d'Équilibrage des Méridiens. Son style d'écriture clair est encourageant et amical. Les excellentes illustrations et les études de cas guident le praticien à commencer immédiatement à pratiquer ce système puissant. J'ai aimé lire ce livre de référence et j'ai hâte de continuer à l'utiliser à la clinique.'

— Heather Howe, R.Ac.

'*Les Fondations du Système d'Équilibrage des Méridiens* du Dre Sonia F. Tan donne vie à la salle de classe et est un must pour le praticien occupé. Les méthodes d'enseignement habiles de Sonia, les anecdotes personnelles et les souvenirs du Dr Richard Tan illuminent les pages. C'est un excellent ajout à votre bibliothèque et un outil précieux pour les nouveaux étudiants du Système d'Équilibrage des Méridiens.'

—Lisa Curtiss, R.Ac.
Praticienne certifiée du Système d'Équilibrage des Méridiens

AVANT-PROPOS

La Dre Sonia Tan incarne une convergence de facteurs qui sont devenus trop rares dans le monde de la médecine chinoise d'aujourd'hui : elle est issue de la lignée d'une tradition taoïste familiale et une acupunctrice hautement qualifiée et chevronnée avec le désir et la capacité de voir au-delà des aspirations insignifiantes de l'intérêt personnel, de l'appât du gain soit-il social, politique ou financier dans l'image plus large du potentiel de ce que notre art peut réaliser, si et quand nous travaillons ensemble en équipe.

Au fil des ans, Sonia a constamment démontré qu'elle peut appliquer sa conscience, son cerveau et son intuition féminine pour résoudre les problèmes cliniques et bon nombre de problèmes auxquels notre profession est actuellement confrontée et continuera de faire face à l'avenir.

Ce livre, bien qu'apparemment simple, est le fruit de la distillation de toutes ces compétences appliquées à la tradition bien-aimée qui nous a été transmise par nos honorables enseignants. C'est une description précise de plusieurs couches de logique qui forment la base de notre pratique médicale.

Si vous êtes un étudiant débutant ou un praticien avancé de l'une des écoles du Système d'Équilibrage des Méridiens, lire, contempler et appliquer la sagesse inscrite sur ces pages répandra un raz-de-marée de guérison dans votre pratique, votre communauté et le monde.

Si votre parcours avec le Système d'Équilibrage des Méridiens ne fait que commencer, comptez-vous chanceux(se) d'en être arrivé à ce chemin de cette façon.

Si votre parcours avec le Système d'Équilibrage des Méridiens devient votre chemin de vie et votre Dharma, bienvenu à bord.

John Mini, MScM, L.Ac.

REMERCIEMENTS

Rick, mon pilier, mon plus grand admirateur et plus grand amour. Je serai éternellement reconnaissante que lorsque le moment était venu, tu es entré parfaitement dans ma vie, et tu as eu beaucoup d'audace à mes côtés depuis. Je chéris ton amour et ton soutien, et ça continue, à moi et nous, de se surpasser. Je t'aime profondément.

Prince, mon confort, ma joie, mon fidèle et aimant compagnon. Merci d'être mon coussin émotionnel quand j'en ai besoin, et l'ascenseur émotionnel quand je veux m'élancer. Je suis reconnaissante pour notre amour mutuel pour la plage et nos longues promenades, car elles sont la meilleure méditation et guérison pour nous deux. Je t'aime, de la plage à la maison.

*Shīfù*师傅/師傅 (Maître honorifique), feu Dr Richard Teh-Fu Tan - Je suis et serai éternellement reconnaissante d'avoir eu l'occasion de vivre en profondeur et en personne, votre charisme, votre sagesse et de vos enseignements inspirants. Je suis reconnaissante que vous m'ayez inclus dans le cercle des étudiants seniors, ainsi que pour votre grâce et votre bénédiction.

Grands-pères, je sens votre présence tous les jours, en m'aidant en sentiments. Merci d'être un exemple inspirant de la médecine quand j'étais jeune, des figures secondaires paternelles bienveillantes, et d'être guides spirituels pour moi aujourd'hui, alors que je continue à transmettre la beauté de cette médecine et de ce monde métaphysique. J'aime et j'apprécie votre sagesse et votre présence et vous me manquez.

À mes parents, Amir Sin-Ming Tan et Athena Ching-On Cheng, ainsi qu'à mon frère, Henri K. Tan, merci pour votre soutien indéfectible et loyal. Vous m'aidez à maintenir mon navire à flot et vous le faites toujours. Je vous aime beaucoup.

À Yvonne Farrell, DAOM, L.Ac. — vous avez aidé à apporter une articulation et une base à mes pensées en Médecine Traditionnelle Chinoise pendant mes années de doctorat, et vous avez fourni un immense soutien émotionnel lorsque le temps était pluvieux et nuageux. Vos encouragements à faire évoluer la médecine et à transmettre la lignée ont été primordiaux pour ma poursuite dans l'enseignement et l'écriture. Votre leadership et votre soutien ont été une source d'inspiration précieuse pour moi. Merci.

À mes amis du Système d'Équilibrage des Méridiens et à mes collègues étudiants seniors, John Mini, L. Ac, Howard Chen, MD, et John Maxwell, L.Ac. J'apprécie grandement votre soutien et votre aide au fil des ans pour faire briller la lumière et fournir de la clarté et des ressources concernant les origines, le cadre et l'articulation du Système d'Équilibrage des Méridiens. Merci, et merci pour votre amitié et votre bénédiction alors que je continue à transmettre la connaissance de la beauté de cette brillante médecine.

À mes élèves ! Merci de continuer à me pousser pour avoir plus de meilleures connaissances. Vous m'inspirez à creuser profondément et à redonner sans compter, et à le faire à un niveau supérieur. Je suis heureuse de vous conduire vers le rehaussement et l'évolution de vos compétences et de vos talents !

À Kirsten McFarlane, ma graphiste et amie de longue date. Merci de m'avoir aidé à rendre magnifiquement vivantes mes visions et mes illustrations pendant de nombreuses années ! J'apprécie beaucoup ton talent et ton amitié incroyable.

À Edmund Chin, mon talentueux illustrateur de la couverture de ce livre et brillant élève de la première cohorte, ainsi que photographe doué. Merci pour ta passion pour la méthode, et pour avoir apporté beauté et inspiration à mes enseignements du Système d'Équilibrage des Méridiens !

À Joan Giurdanella, mon extraordinaire éditeur. Vous avez élevé mon livre au niveau supérieur, en gardant à l'esprit ma personnalité, mon style et mes aboutissements, et en inculquant des normes de l'industrie et de la profession, très appréciées pas ailleurs. Je vous remercie gracieusement de votre expérience, de votre professionnalisme et surtout, de notre dialogue.

À Claude Raymond, mon gentil et talentueux traducteur. Votre affinité avec la théorie des méridiens et votre intégrité me font honneur de continuer à travailler avec vous. Je suis reconnaissante de notre première rencontre fatidique et de notre collaboration continue. Merci d'avoir contribué à donner vie à ce livre en français grâce à votre expertise et à votre passion.

D'une grande importance sont tous les enseignants qui m'ont précédé, y compris ceux que je n'ai pas pu rencontrer, merci de transmettre vos connaissances et vos innovations au monde, j'apprécie grandement vos enseignements.

Enfin, je suis reconnaissante pour l'incroyable système médical de la Médecine Chinoise et de l'Acupuncture. Sans cette médecine et sa capacité à me guérir de mes propres allergies et asthme, je n'aurais pas emprunté ce chemin enrichissant, celui d'aider à guérir les autres de la même façon que la Médecine Chinoise et l'Acupuncture m'ont guéri.

Xiè xiè 謝謝 (Merci.)

NOTE SUR LE STYLE ET LA TRADUCTION DES TERMES CHINOIS

Le style utilisé dans ce livre est un amalgame de règles standard de traduction, d'écriture et d'édition, ainsi que de mon style personnel.

J'ai choisi de traduire tous les termes de Médecine Chinoise et de Métaphysique Chinoise. J'ai inclus le pinyin (translittération des caractères chinois) en italique avec l'accent des tonalités (diacritiques), ainsi que les caractères chinois simplifiés et traditionnels, séparés d'une barre oblique (/) lorsque les deux versions sont disponibles. Par exemple, *Shīfù* 师傅/師傅 (Maître honorifique). L'exception sont les noms des Méridiens d'acupuncture.

La plupart des enseignants, y compris moi-même, utilisent des termes chinois durant les conférences. Quand j'enseigne, je dis :« *Yuán Qì* » *(Qi originel / ancestral* 原气/氣) plutôt que de dire « Qi originel ou ancestral ». Lorsqu'un terme est introduit pour la première fois dans une section, j'inclus le pinyin en italique, les accents de tonalité, les caractères chinois et la traduction *Yì Jīng* 易经/易經 (Le *Livre des Mutations* ou *I Ching*). Par la suite, je n'inclus que le pinyin dans les lettres romaines et les accents, sans italique. Par exemple, Yì Jīng. L'exception à cela sont les titres de livres, où j'ai gardé le pinyin en italique, les accents, et la traduction. Par exemple, *Huáng Dì Nèi Jīng* (Le *Classique de Médecine Interne de l'Empereur Huang Di*).

J'utilise des majuscules en début de mot pour les termes spécifiques de la Médecine Chinoise, de la Métaphysique Chinoise et au Système d'Équilibrage des Méridiens, ce qui reflète mon style d'enseignement.

Je crois fermement que l'inclusion des termes chinois avec les accents est nécessaire pour que ce livre soit considéré comme un manuel de référence bien rédigé. Je veux aussi donner aux lecteurs et aux étudiants en Acupuncture la possibilité de donner plus de sens aux mots en plus d'intégrer et rehausser leur compréhension des concepts. Je me rends compte qu'un seul mot en pinyin ou un seul caractère chinois peut souvent avoir plus d'une signification. L'interprétation et le choix dépendent du contexte. Les accents sont non seulement essentiels à la prononciation, mais aussi à la signification, car différents accents signifient différentes définitions. Et certains mots sont justes difficiles à traduire. Je suis consciente du fait qu'il n'y a souvent pas de traduction 'adéquate' d'un terme chinois. Beaucoup pensent que le chinois est, en substance, impossible à traduire, en particulier les textes classiques anciens. Certains disent que les traductions les déforment à un point de vue qui ne reflète pas exactement le point de vue chinois. Ainsi, la plupart des conférenciers préfèrent généralement utiliser le mot chinois (pinyin) plutôt que la traduction anglaise (moi y compris), afin d'entendre simplement le mot dans son sens incarné, plutôt qu'un point de vue ou une traduction.

Par conséquent, j'espère que vous, le lecteur, appréciez les traductions et les variations, et que vous êtes inspirés par le sens profond qu'elles représentent.

AVIS DE NON-RESPONSABILITÉ

Ce livre est destiné à être un manuel de référence pour une utilisation dans les cliniques et parallèlement à l'enseignement des cours. Les informations contenues dans ce livre sont basées sur l'éducation et l'expérience de l'auteure, et sont présentées à des fins éducatives pour aider le lecteur et élargir ses connaissances. Les techniques et les pratiques doivent être utilisées à la discrétion, à la capacité et à la responsabilité du lecteur. L'auteure n'est pas responsable de quelque manière que ce soit de toute blessure qui pourrait survenir en suivant les instructions de ce livre.

CONTENU

INTRODUCTION

VOUS AVEZ PROBABLEMENT PRIS ce livre par curiosité. Vous aimez les valeurs et la philosophie de l'Acupuncture et de la Médecine Chinoise. C'est pourquoi vous avez décidé de poursuivre une carrière en santé naturelle. Vous avez utilisé ce qu'on vous a enseigné à l'école, avec des résultats mitigés. Ensuite, vous avez entendu parler de la méthode du Système d'Équilibrage des Méridiens et de ses résultats « instantanés ».

Quoi ?! Ils n'enseignaient pas cela à l'école ? Bien sûr que non, ils vous ont enseigné les bases de ce que vous devez apprendre pour commencer à pratiquer. Le mot clé ici est : *commencer.*

La méthode d'équilibrage, ou comme j'aime la nommée dans sa forme évoluée, le *Système d'Équilibrage des Méridiens*, peut enseigner des compétences qui peuvent rehausser et lancer votre pratique. Ce style d'acupuncture n'est pas seulement efficace, il apporte non seulement les pouvoirs extraordinaires de déclenchement et de guérison par l'équilibrage dans la réalité, il les apporte avec efficience ! Le Système d'Équilibrage des Méridiens tire des informations des anciens textes classiques de la Médecine Chinoise, illustrant comment l'acupuncture était, à l'origine, destinée à être pratiquée. Ce manuel ouvrira une fenêtre aux nouveaux praticiens et leur permettra de se lancer dans la Méthode d'Équilibrage ou Système d'Équilibrage des Méridiens, et aussi donner aux praticiens expérimentés un manuel de référence qui complète les séminaires en tant que manuel clinique. Les nouveaux praticiens peuvent avoir plus de questions après avoir lu ce livre - vous n'avez qu'effleurer la surface - alors élancez-vous et sautez dedans à pieds joints !

La meilleure façon d'apprendre cette méthode en profondeur est d'apprendre en personne, grâce à un échange d'informations énergique et éducatif - venez me rejoindre ! L'achat de ce livre marque le début de votre voyage avec moi et initie votre évolution dans le futur en tant que praticien. Je suis heureuse de vous accompagner dans ces premiers pas !

—Dr. Sonia F. Tan, BA, BA(H), DAOM, R. Ac., R. TCM. P.

PARTIE I

Systèmes uniques : équilibrage d'un méridien avec un autre méridien

CHAPITRE 1

Origines

LA CHOSE À RETENIR à propos du Système d'Équilibrage des Méridiens est qu'il est issu d'un cadre de diagnostic d'acupuncture moins utilisé que de nombreux praticiens de la médecine traditionnelle chinoise (MTC), ou simplement la Médecine Chinoise (CM) comme on l'appelle à l'origine, s'y réfèrent en tant que la théorie des méridiens. Le Système d'Équilibrage des Méridiens est une application élargie de la théorie des méridiens. Le regretté Dr Chao Chen a fait une exégèse des classiques de la MC et de l'acupuncture, et a découvert en eux des systèmes d'équilibrage des méridiens pour soigner des troubles de santé (Chen, Chen, &Twicken,2003). Le Dr Chen a documenté ces découvertes dans une thèse présentée au Congrès International d'Acupuncture de 1976 (Chen, 1976) et dans son livre, *I Ching Acupuncture* (Chen et al., 2003). (Note aux chercheurs de livres : Le livre original est actuellement épuisé.) Cette méthode d'équilibrage des méridiens d'acupuncture et son utilisation, est également documentée à l'origine dans le *Yì Jīng* 易经/易經 (Le Livre des Mutations ou *I Ching*) ainsi que le *Huáng Dì Nèi Jīng* 黄帝内经/黃帝內經 (Classique de médecine interne de l'empereur Huang Di). Après avoir étudié ces classiques de manière approfondie, le Dr Chen a pu déterminer comment utiliser le *Yì Jīng,* les Bā *Guà* 八卦 (Huit symboles /trigrammes ou hexagrammes), et le *Wǔ Xíng* 五行 (cinq mouvements / éléments), avec l'acupuncture de la façon décrite dans ces livres classiques, et identifier diverses méthodes pour équilibrer les méridiens. Le Dr Chen a introduit ce néologisme "Acupuncture du I Ching," qui est enseignée et pratiquée par d'autres chercheurs et enseignants comme étant la Méthode d'Équilibrage (Chen et al., 2003). Elle fait progresser l'application de la théorie des méridiens à un niveau plus profond, où un praticien diagnostique et traite un syndrome en fonction du méridien affecté, plutôt que d'utiliser les *Bā Gāng Biàn Zhèng* 八纲辩证/八綱辯證 (huit principes thérapeutiques) et la méthode de diagnostic différentiel *Zàng Fǔ* 脏腑/臟腑 (organes\entrailles), que de nombreux praticiens de la MTC croient plus utiles pour l'usage de la pharmacopée chinoise.

Le regretté Richard Teh-Fu Tan, OMD, L.Ac., a étudié les œuvres du Dr Chao Chen ainsi que celles de Maître Tung Ching Chang par l'intermédiaire du Dr Wei-Chieh Young. Maître Tung était un érudit du *Yì Jīng* (Le *Livre des Mutations)* et un médecin traditionnel chinois de la province du Shandong dans le nord de la Chine. Il était célèbre pour les résultats miraculeux et spontanés qu'il obtenait en utilisant seulement quelques aiguilles (W. C. Young, 2006). Les points de Maître Tung étaient un secret de famille précieux et bien gardé, transmis et raffiné sur de nombreuses générations (W. C. Young, 2006). Le Dr Richard Tan a étudié ces références du Dr Chao Chen et du Maître Tung dans des classiques tels que le *Huáng Dì Nèi Jīng* (Le *Classique de Médecine Interne de l'Empereur Huang Di)* et le *Yì Jīng* (Le *Livre des Mutations)*, pour ensuite raffiner toutes ces connaissances en une approche systématique et logique de la compréhension et de l'application de la Méthode d'Équilibrage. Il a en outre créé ses propres innovations et systèmes au sein de la Méthode d'Équilibrage, tels que les 12 points magiques, dont il parle dans son livre (R. T-F. Tan, 2003), et dont je discute dans mes enseignements ultérieurs (S. F. Tan, 2004–2015). Dr. Richard Teh-Fu Tan appelle l'ensemble de son système la Méthode d'Équilibrage Richard Tan, qui inclus ses connaissances accumulées et son processus d'analyse, de diagnostic et de traitement.

Tout au long de ce livre et dans mes enseignements en direct et en ligne, je partage mon expérience clinique et les applications uniques de ce style, que j'ai également vérifié directement avec Shīfù Tan. Étant donné que plus d'une personne ont contribué au développement de ce style d'acupuncture, en la faisant évoluer vers comment et pourquoi nous l'utilisons aujourd'hui, tout au long de ce livre, je me référerai à tout cet ensemble de connaissances, y compris ma propre utilisation et évolution de celui-ci, simplement comme étant le '*Système d'Équilibrage des Méridiens*'

Note 1 : Ce livre se veut un manuel de référence clinique. Si vous avez le genre d'esprit qui aime comprendre les détails de chaque étape expliquée du Système d'Équilibrage des Méridiens, je vous recommande de suivre des cours en direct.

Note 2 : La version originale anglaise fait usage des deux termes '*channel*' (canaux) et '*meridian*' (méridien). Ces deux termes font référence au même concept

: la voie par laquelle le Qì circule dans le corps. C'est courant dans le monde de la Médecine Chinoise, cependant, dans la francophonie, seul le terme *Méridien* est d'usage et sera utilisé tout au long de ce texte. Les traductions nombreuses du terme *Jīng-Luò* 经络/經絡 sont variables ; par exemple, route, canal, voie, chemin, réseau. Le mot méridien nous vient d'un érudit diplomate français, George Soulié de Morant (1878-1956), qui était le vice-consul de France en Chine, et a ramené l'acupuncture en Europe au début des années 1900 après avoir servi son mandat, et a inventé les termes *méridien* et *énergie* pour Jīng-Luò (Longhurst, 2010). Nous utiliserons le terme méridien comme choix pour une traduction plus fidèle.

Lì Gān Jiàn Yǐng 立竿见影/立竿見影 (Planter un piquet et voir son ombre)

Comme mentionné précédemment, la stratégie du *Système d'Équilibrage des Méridiens* provient des structures élaborées dans le *Huáng Dì Nèi Jīng* (Le Classique de Médecine Interne de l'Empereur Huang Di), du *Yì Jīng* (Le *Livre des Mutations),* des Bā Guà (8 trigrammes) et des *Wǔ Xíng* 五行 (cinq mouvements\éléments) . Les Drs Chao Chen, Wei-Chieh Young et Richard Teh-Fu Tan ont été en mesure d'interpréter et d'appliquer ces systèmes pour une utilisation empirique. Le Dr Tan a également ajouté de nouvelles innovations à ce système (R.T-F. Tan, 2003 ; S. F. Tan, 2004-2015). Initialement appelé Méthode d'Équilibrage, *Système d'Équilibrage des Méridiens* est un terme inventé par Dr. Sonia F. Tan, indiquant l'évolution de cette médecine, ajoutant sa formation et ses expériences à sa mise en œuvre et son enseignement.

Le *Système d'Équilibrage des Méridiens* est un système sophistiqué par lequel on peut obtenir des résultats « instantanés » en utilisant l'acupuncture à travers une lentille différente. Gardez à l'esprit que ce livre n'explique pas chaque étape et chaque détail de la façon dont ce système a été créé et comment il fonctionne. Pour cela, vous devez suivre un cours en direct.

L'idée de résultats « instantanés » vient du dicton chinois *Lì Gān Jiàn Yǐng* 立杆见影/立杆見影, dont la traduction littérale est « plantez un piquet et voyez son ombre » ; effet instantané. « Cela signifie que vous devriez voir les résultats de l'acupuncture en quelques secondes, pas au prochain rendez-vous. Les résultats rapides sont particulièrement fréquents dans les cas où vous faites face à des problèmes de douleur, d'oppression, de problèmes d'amplitude de mouvement, de ballonnements ou de dysménorrhée. Si vous appliquez correctement les techniques du système, vous pouvez voir un changement dans l'état du patient directement sur la table de traitement. Si vous traitez un trouble de médecine interne, vous devriez voir des changements plus importants au prochain rendez-vous. Dans l'ensemble, vous pouvez voir des résultats plus rapides lors de l'utilisation de cette méthode classique par rapport aux méthodes traditionnelles enseignées dans les écoles d'acupuncture au cours des cinquante dernières années. Si vous êtes intéressé à comparer les résultats entre l'approche traditionnellement enseignée dans les écoles et le Système d'Équilibrage des Méridiens , vous voudrez peut-être lire ma thèse de doctorat, *Novel Traditional Chinese Medicine Results in Treating Allergic Rhiniti*s, qui est disponible en ligne (https://www.yosan.edu/capstone-projects/) ou à l'achat sur mon site Web (https://tanbalance.com/books/).

Un commentaire sur ce dicton : *Lì Gān Jiàn Yǐng* 立杆见影/立杆見影 (plantez un piquet et voir son ombre; effet instantané) et les résultats instantanés. Les classiques affirment que la Médecine Chinoise, y compris l'acupuncture, devrait avoir ce genre de résultat. Cette référence est tirée du *Rú shēn zāo féng zhāng dì èr shí wǔ* 如審遭逢章第二十五(Chapitre 25: Si vous regardez cela et aurez la rencontre bénie) le classique d'alchimie taoïste de la dynastie Han *Cān Tóng Qì*参同契 *(The Seal of the Unity of the Three* signifiant 'Le Sceau de l'Unité du Trois' (Pregardio, 2011). Toutefois, vous devez être conscient de certaines limitations. Toute anomalie physique qui ne soit pas réversible, comme une épine de Lenoir qui irrite constamment la région, limitera les résultats. Je ne dis pas que vous n'aurez pas de résultats. Je dis que la durée des résultats ou la capacité de s'en débarrasser complètement sera moins probable. Cela signifie qu'on doit éduquer nos patients et dire quelque chose comme : « Nous pouvons vous amener à un niveau de maintien de 1 à 2 sur 10 sur l'échelle de la douleur, ce qui signifie que nous pouvons réduire considérablement le niveau de douleur et d'irritation et vous donner une meilleure qualité de vie. »

Origines historiques

Le Dr Chao Chen a découvert et développé le Système d'Équilibrage des Méridiens ; Le Dr Richard Teh-Fu Tan a raffiné le Système. Comme mentionné ci-dessus, la découverte et le développement du Système d'Équilibrage des Méridiens proviennent du :

   a) *Huáng Dì Nèi Jīng* (Le *Classique de Médecine Interne de l'Empereur Huang Di),*
   b) *Yì Jīng* (Le *Livre des Mutations),* et les Bā Guà,
   c) les Wǔ Xíng, cadre théorique des 5 mouvements\éléments.

Le *Yì Jīng*, communément appelé le *I Ching* (traduction Wade-Giles ; ou Le Livre des Mutations), à un niveau simpliste, parle des cycles de Yīn 阴/陰 et Yáng 阳/陽 et des phénomènes de vie naturelle, représentés par les Bā Guà, ou Huit Trigrammes (ou Hexagrammes) (S. F. Tan, 2004-2015; Twicken,2012). Le *Huáng Dì Nèi Jīng*

(Le *Classique de Médecine Interne de l'Empereur Huang Di*), un texte théorique primaire en Médecine Chinoise, décrit la classification et le traitement des méridiens d'acupuncture par rapport aux Bā Guà (S. F. Tan, 2004-2015 ; Twicken, 2012). Enfin, le cadre théorique des cinq mouvements/éléments est un aspect fondamental de la Métaphysique Chinoise, y compris la théorie médicale, qui examine les interactions entre les cinq mouvements et phases de la nature – bois, feu, terre, métal et eau – et comment elles correspondent aux équilibres dans le corps, la conscience et l'esprit – Ciel, Terre et Humanité (S. F. Tan, 2004-2015,2010-2011 ; Twicken,2012).

La stratégie du Système d'Équilibrage des Méridiens simplifie les explications complexes dans les textes classiques en établissant de manière concise et systématique un cadre pour diagnostiquer et traiter un méridien « malade ». Bien qu'il n'y ait pas de consensus concernant la période où la théorie Yīn-Yáng et la théorie Wǔ Xíng ont vu le jour, les historiens conviennent que ces deux idées ont été intégrées à d'autres modèles majeurs de Métaphysique Chinoise pendant la période des Royaumes Combattants de la dynastie Zhou (vers 1045-221 avant notre ère), marquant le début de la médecine chinoise commune pratiquée aujourd'hui (Twicken, 2012). L'utilisation du *Yì Jīng* (Le *Livre des Mutations)* avec l'acupuncture est un système qui existe au moins depuis ce temps. Le célèbre médecin de médecine chinoise classique Sūn Sīmiǎo 孫思邈 (581-682 apr J.-C.) qui est connu pour avoir étudié le *Yì Jīng* (Le *Livre des Mutations*) de manière approfondie (Dharmananda, 2001), dit dans son livre, *Bèi Jí Qiān Jīn Yào Fāng* 备急千金要方 (*Prescriptions essentielles valant mille onces d'or pour chaque urgence*), qui a été écrit vers l'an 652, « Afin de comprendre la médecine chinoise et l'acupuncture, vous devez étudier ... et les os d'oracle du *Yì Jīng* 易經. . . « (Dharmananda, 2001; S. F. Tan, 2004–2020).

Fú Xī 伏羲 fut le premier empereur chinois mythique qui aurait découvert les Bā Guà, qui se composent de lignes continues représentant le Yáng et de lignes brisées représentant le Yīn. Son arrangement est devenu connu sous le nom de *Fú Xī Bā Guà* 伏羲八卦 (Séquence du Ciel Antérieur). Pendant la dynastie Zhou, il y a environ 2 500 ans, pendant son règne, les systèmes organes-méridiens de l'acupuncture ont été introduits dans les Bā Guà. Les Guà Yáng étaient jumelés avec les méridiens Yáng, et les Guàs Yīn avec les méridiens Yīn. Les praticiens de MC savent que chaque système d'organes a un nom chinois original, qui est, en fait, basé sur le *Fú Xī Bā Guà.* Il y a aussi un *Wén Wáng Bā Guà* 文王八卦, connu sous le nom de *Bā Guà* du Roi Wen appelée Séquence du Ciel Postérieur (certains chercheurs disent que c'est un arrangement taoïste, et ne s'est pas produit plus tard), qui est utilisé pour le *Fēng Shuǐ* 风水 /風水 (géomancie) et moins connu ou utilisé pour la classification et l'équilibrage des méridiens d'acupuncture.

Pour comprendre la structure des *Guà* 卦 (Trigrammes ou Hexagrammes) relatifs aux méridiens, il faut d'abord regarder leurs origines. Dans un commentaire sur le *Yì Jīng* 易经/易經 (*Le Livre des Mutations*), Confucius a écrit: « *De l'*infini *Wú Jí* 无际/無際 vient l'absolu *Tài Jí* 太极/太極, qui génère les deux polarités: *Yīn* 阴/陰 et *Yáng* 阳/陽; les deux polarités génèrent les quatre divisions , *Tài Yáng* 太阴/太陽 [Grand Yang], *Shǎo Yáng* 少阳/少陽 [Petit Yang], *Tài Yīn* 太阴/太陰 [GrandYin], et *Shǎo Yīn* 少阴/少陰 [Petit Yin], et les quatre divisions *génèrent* les *Bā Guà* 八卦 [Huit trigrammes]" (Alfaro, 2014; S. F. Tan, 2004 *à 2015*) (figure 1).

Essentiellement, le développement des classifications des méridiens et de leur place dans le corps est venu de l'observation par les anciens du Yīn et Yáng dans le monde naturel, et comment ils font un cycle pour représenter différents phénomènes naturels. Les anciens ont également visualisé la représentation de ces phénomènes, les Bā Guà, pour correspondre aux méridiens d'acupuncture, en fonction de leur profondeur ou couche dans le corps, qui est basée sur l'exposition au Soleil, et la direction dont le méridien circule (vers le Ciel ou vers la Terre). Plus d'explications sont fournies dans les cours magistraux du Système d'Équilibrage des Méridiens ; les fondations. Comme pour de nombreux cadres théoriques chinois, cela a été développé durant des milliers d'années d'observation et d'application.

Origine structurelle des Bā Guà 八卦

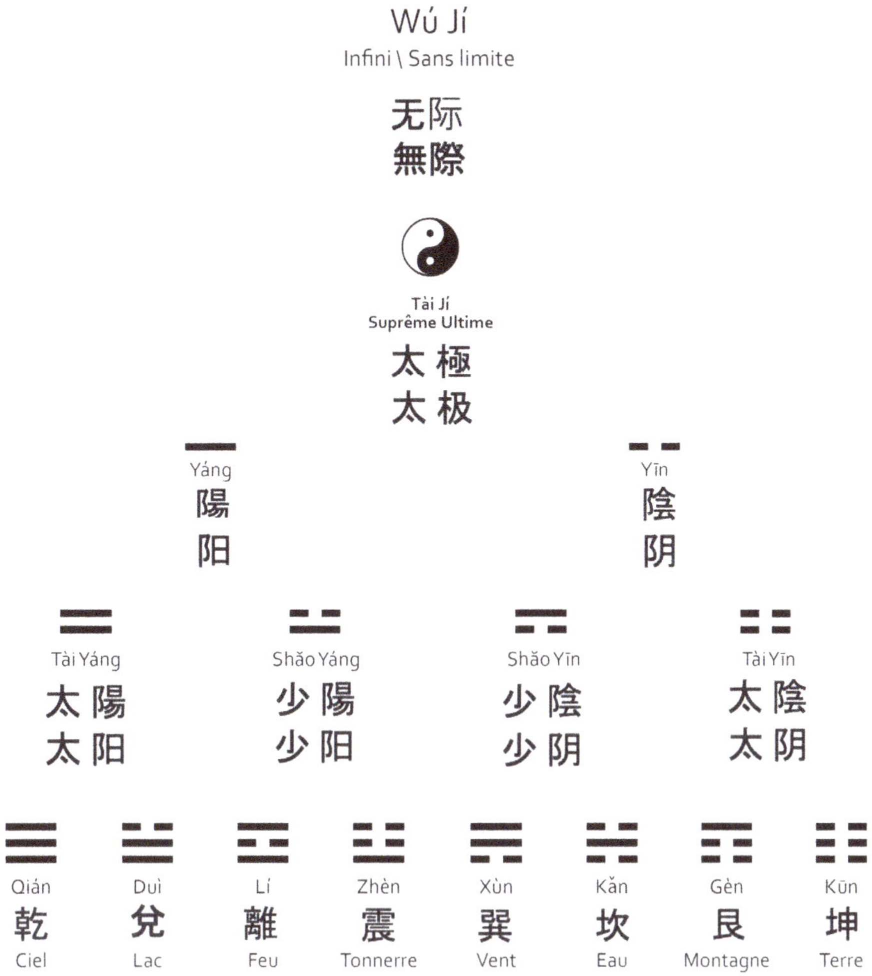

Wú Jí
Infini \ Sans limite

无际
無際

Tài Jí
Suprême Ultime

太極
太极

Yáng
陽
阳

Yīn
陰
阴

Tài Yáng
太陽
太阳

Shǎo Yáng
少陽
少阳

Shǎo Yīn
少陰
少阴

Tài Yīn
太陰
太阴

Qián	Duì	Lí	Zhèn	Xùn	Kǎn	Gèn	Kūn
乾	兌	離	震	巽	坎	艮	坤
Ciel	Lac	Feu	Tonnerre	Vent	Eau	Montagne	Terre

GRAPHIQUE 1

Premières étapes : Diagnostic et évaluation

Le Système d'Équilibrage des Méridiens consiste en une série de systèmes d'acupuncture enracinés dans le concept d'équilibrer les méridiens pour guérir le corps (R. T-F. Tan, 2003). Ce cadre utilise une approche diagnostique par laquelle un praticien évalue l'emplacement de la maladie ou de la zone « malade » et détermine quels méridiens sont affectés dans cette zone (ou traversent celle-ci). Après avoir évalué quels méridiens sont affectés et donc déterminés « malades », le praticien choisit les méridiens à utiliser pour le traitement, et leurs points d'acupuncture respectifs en fonction de ce cadre, et qui peuvent rétablir l'harmonie avec ces méridiens « malades ».

La première étape du Système d'Équilibrage des Méridiens est une évaluation anatomique et circulatoire des méridiens. Par exemple, la rhinite allergique est anatomiquement liée au nez et aux yeux, car la conjonctivite est souvent présente dans les cas de rhinite allergique. Un praticien doit identifier les méridiens d'acupuncture qui circulent vers le nez, ce qui inclus les méridiens du Gros Intestin (Yang Ming de la main), de l'Estomac (Yang Ming du pied) et aussi du Foie (Jue Yin du pied) qui est moins évident (Deadman &Al-Khafaji, 2000). Ces méridiens pourraient être considérés comme des méridiens « malades », ayant besoin d'équilibre.

Le concept suivant, utilisé à partir du Tài Jí, est l'équilibre des 6 Grands Méridiens. Dans le Système d'Équilibrage des Méridiens, il existe une variété de façons parmi lesquelles un praticien peut choisir les méridiens qui devraient aider le ou les méridiens « malades », ainsi que certaines stratégies pour choisir les points d'acupuncture appropriés. Pour garder les choses simples, le concept de base du Système d'Équilibrage des Méridiens implique l'utilisation d'un méridien relié qui peut traiter et restaurer l'harmonie avec le méridien « malade ». Par souci de simplicité et de pertinence, ce livre de référence ne se concentre pas sur les détails de la sélection des points et du diagnostic des méridiens ; ces notions sont traitées en détail dans les cours en direct. Gardez plutôt à l'esprit que cette approche est une extension de la théorie des Méridiens. Selon cette dernière, lors de l'utilisation de l'acupuncture comme modalité de traitement, les praticiens de Médecine Chinoise diagnostiquent et traitent selon le méridien affecté, plutôt que d'utiliser les *8 principes thérapeutiques* (Bā Gāng Biàn Zhèng) ou l'approche diagnostique par les Zàng-Fǔ. Le Système d'Équilibrage des Méridiens s'appuie sur la théorie des Méridiens.

Afin de garder les choses simples, le concept de base consiste à utiliser un méridien relié qui peut aider à ramener le méridien malade à un état d'équilibre. Parfois, l'utilisation des Bā Gāng Biàn Zhèng (Huit principes thérapeutiques) et de l'approche Zàng Fǔ pour fin de diagnostic, qui est enseigné dans les écoles modernes de MTC, aggraverait les symptômes. Cependant, comme mentionné, dans les textes classiques de l'acupuncture, le traitement d'acupuncture, s'il est administré et appliqué correctement, devrait obtenir des résultats « instantanés » et positifs, et non des symptômes aggravés (R. T-F. Tan, 2007 ; S. F. Tan, 2004-2015). L'efficacité du traitement tel que mentionné s'appelle *Lì Gān Jiàn Yǐng* 立竿见影 qui se traduit par « tenez un piquetau soleil, et vous devriez immédiatement voir son ombre »

(R. T-F. Tan, 2007). Cela signifie que l'on devrait voir des résultats instantanés et positifs avec l'acupuncture, pas des résultats lents ou pires, lorsqu'elle est appliquée correctement (S. F. Tan, 2004-2015 ; R. T-F. Tan, 2007). Ce concept est basé sur six systèmes différents d'équilibrage d'un méridien « malade » avec d'autres méridiens qui lui sont énergétiquement connectés.

Maintenant, explorons davantage !

CHAPITRE 2

Système I : Míng 名 (Nom)

I L Y A ENVIRON deux mille ans, les anciens sages de la Chine ont compris comment expliquer les phénomènes dans le Ciel ou dans l'Univers et les changements de saisons sur Terre d'une manière simple, en utilisant le *Yáo*爻 (barre) représentant Yīn (barre discontinue) et Yáng (barre continue). Ces lignes pleines et brisées, qui composent le *Bā Guà* 八卦 (Huit Trigrammes ou Hexagrammes), sont également la base des pratiques Métaphysiques Chinoises : Le Feng Shuǐ 风水/風水 (géomancie) et l'Astrologie. En fait, à un moment donné de l'histoire, les anciens médecins chinois savaient pratiquer les trois domaines de la Métaphysique Chinoise (Astrologie, Acupuncture et Fēng Shuǐ, en suivant la philosophie des *Sān Cái* 三才 (Trois Entités \ Trois Trésors) soient : *Tiān* 天 *Rén* 人 *Dì* 地– ce qui signifie que pour avoir l'harmonie dans la vie, nous devons être conscients des Trois Essences: entre le Ciel (Tiān天) et la Terre (Dì 地), il y l'Humanité (Rén 人). Ce concept signifie que nous devons trouver un moyen d'être équilibrés avec toutes ces forces d'énergie, et ses applications, qui interagissent sur nous, les humains, au centre de tout cela.

Si nous examinons ce concept plus en détail, il est attaché à chaque concept pour une raison. Le Ciel est l'énergie de l'Univers, qui est également associée à l'Astrologie Chinoise — notre « Qì ADN » avec lequel nous sommes nés comme j'aime à le dire (pas la même chose que *Yuán (*Ancestral/ Originel) *Qì* 原气/氣). Ce Qì que nous inhalons de l'Univers au moment de notre naissance constitue qui nous sommes et définit notre constitution, nos caractéristiques de personnalité et notre destin. L'énergie de la Terre implique les changements saisonniers de la nature et est associée au Fēng Shuǐ, qui implique de vivre en harmonie avec l'environnement. J'aime l'appeler « design environnemental ». Enfin, il y a l'Humanité, centrée au milieu de cela : le Ciel et la Terre, qui absorbent et échangent de l'énergie. Tout comme la lune peut tirer les marées et l'océan, l'énergie peut affecter les humains - après tout, environ 55 à 60 pour cent du corps humain adulte est constitué de fluides et peut donc être affecté par l'énergie tout comme l'eau est tirée pour engendrer les marées. Un vrai médecin métaphysique chinois saurait pratiquer dans les trois domaines, car il aurait besoin de conseiller correctement les patients en fonction de leur 'Qì ADN' individuel (Astrologie), du design environnemental unique dans laquelle ils vivent (Fēng Shuǐ), et de la Médecine Chinoise et de l'Acupuncture particulièrement appropriées pour restaurer et équilibrer leur santé (Humanité). Ceux-ci sont historiquement connus de tous les Métaphysiciens chinois sous le nom des Trois Talents—Sān Cái 三才 : Astrologie, Fēng Shuǐ, et l'humanité.

Lorsque nous pouvons approfondir cela, nous voyons la représentation du *Sān Cái*-Trois Essences dans notre corps via les méridiens d'acupuncture. Notre corps reflète cet équilibre divin. Regardez comment le véritable homme anatomique Chinois est positionné : paumes face médiale et mains vers le ciel. Tous les méridiens Yáng commencent au Ciel circulent vers la Terre. Tous les méridiens Yīn commencent à la Terre et circulent vers le Ciel. Vivant entre ces intersections d'énergie : notre corps - les humains. Par conséquent, notre corps a illustré ce concept qu'entre le Ciel et la Terre, il y a l'Humanité, et quand nous faisons de l'acupuncture, notre intention est de créer l'équilibre et l'harmonie de ces Trois Essences, dans le corps du patient. Non seulement c'est intéressant, admettons-le, mais c'est aussi excitant !

Le tout a commencé lorsque les anciens ont observé comment l'état de l'Univers est, illimité ; puis ils ont observé que nous avons en fait une polarité qui coexiste au sein de l'Univers : Yīn et Yáng-Tài Jí (Graphique 1). Comme vous l'avez appris à l'école, Yīn et Yáng doivent exister ensemble pour qu'il y ait un équilibre. Cette double relation comporte de nombreux scénarios en ce qui concerne les phénomènes et l'équilibre. Le Graphique 1 illustre les scénarios possibles à l'échelle micro et macroscopique. Étant donné trois scénarios possibles (comparaisons à l'échelle micro et macro) avec une base d'une relation der dualité, il existe huit résultats possibles (2^3) : les Bā Guà (Graphique 1).

La découverte des Bā Guà s'est produite il y a environ deux mille ans, c'est-à-dire lorsque les penseurs chinois ont décrit et attribué pour la première fois les Cinq Phases / Interactions, ou Éléments comme on les appelle communément. Également à cette époque, le système des méridiens d'organes a été attribués à chaque Guà, en fonction de l'énergie contenue dans chacun d'eux, comme le montre le Graphique 1. Vous pouvez voir que chaque Guà a trois Yáo 爻 (lignes de barre). La quantité la plus importante et la plus pure de Yáng (trois lignes pleines) est attribuée au Du Mai (Vaisseau Gouverneur) . Dans le règne animal, les méridiens Yáng sont ceux qui sont les plus exposés au Soleil. Imaginez un animal à quatre pattes, et vous verrez quels méridiens sont les plus exposés au Soleil - cette corrélation est également vraie pour le corps humain. De plus, tous les méridiens Yīn sont moins exposés au Soleil, protégeant l'intérieur. Plus loin encore, pour les méridiens Yáng et Yīn, ils sont superposés du plus superficiel au plus profond. Regardez les méridiens Yīn sur le bras pendant que vous tenez votre main sur le côté, les paumes tournées vers l'avant. Le méridien Taiyin est plus proche du Soleil, et le Canal Shaoyin est le moins exposé au Soleil. Ils sont nommés de cette façon pour une raison ! Où leur niveau se trouve dans le corps et son exposition à l'extérieur détermine leur nom. De là, un concept important à retenir est : a) chaque barre ou ligne est appelé un Yáo, b) les barres Yīn (ligne brisée) ont une affinité ou une attraction pour les barres Yáng (ligne continue), afin qu'il y ait un équilibre, et vice-versa. Ils sont attirés l'un par l'autre et veulent se trouver pour établir un équilibre. Par conséquent, ils chercheront leur Guà exactement opposé afin de trouver un équilibre (voir Graphique 2). Vous venez d'observer votre premier système d'équilibre ! Ce système est appelé Míng 名, ce qui signifie « Nom ».

Le Dr Richard Teh-Fu Tan a décidé d'attribuer des numéros aux systèmes afin de créer un moyen logique de les mémoriser. Ce système, Míng–Nom, est également appelé Système I (en utilisant le chiffre romain). Le Dr Richard Tan a attribué des numéros impairs aux systèmes pour une raison : ils ne doivent être traités que du côté controlatéral du corps ! En outre, toute stratégie ou système de traitement est affecté à l'utilisation d'un chiffre romain pour la distinction visuelle. Dans le système I : Míng–Nom, vous traitez en utilisant le méridien d'équilibrage du même méridien nommé, puis changer de membre (aller de la main au pied), et traiter sur le côté controlatéral. Par exemple, si le méridien Taiyang de la main–Intestin grêle est « malade » ou « bloqué », lors de l'utilisation du système I, le méridien d'équilibrage qui peut envoyer une réponse de guérison à ce méridien bloqué est le méridien Taiyang du pied - Vessie. L'effet du traitement est seulement du côté controlatéral.

Une note sur le terme *Systèmes Uniques*. C'est un terme que j'ai développé, comme moyen de faire une distinction plus claire et la compréhension de son utilisation, fonction, et le résultat escompté. Shīfù Tan appelait cela l'acupuncture 1,2,3.

SYSTÈME #1

MÍNG 名 → MÊME NOM DE MÉRIDIEN

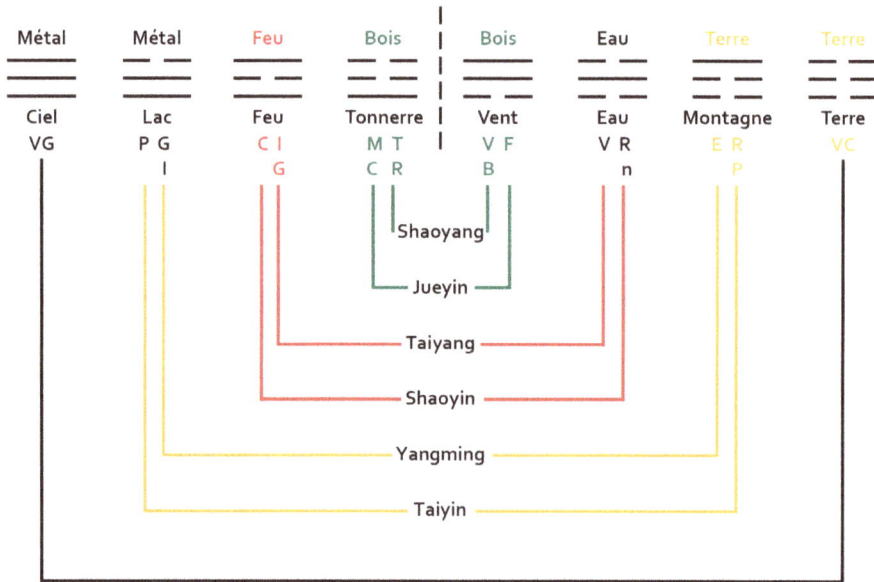

Métal	Métal	Feu	Bois		Bois	Eau	Terre	Terre
Ciel	Lac	Feu	Tonnerre		Vent	Eau	Montagne	Terre
VG	P G	C I	M T		V F	V R	E R	VC
	I	G	C R		B	n	P	

Shaoyang

Jueyin

Taiyang

Shaoyin

Yangming

Taiyin

Même nom de méridien.

Changer de membre.

Traitement controlatéral.

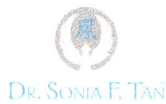

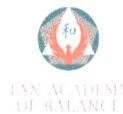

GRAPHIQUE 2

18

CHAPITRE 3

Holographie : les systèmes d'images miroirs

J E SAIS CE QUE vous pensez. *J'ai donc trouvé le méridien d'équilibrage, main-tenant où dois-je aller, quels points sur le canal dois-je utiliser ?* Voici où nous entrons dans les chartes holographiques (imagerie) des principaux microsystèmes utilisés dans le Système d'Équilibrage des Méridiens.

Le concept d'holographie, ou imagerie et mise en miroir, vient de la théorie du *Tài Jí* 太极/太極 et *Yuán Qì* 原气/氣 (Qi Ancestral / Originel) citée dans le *Yì Jīng* 易經 (Le Livre des Mutations) (Twicken, 2012). Un savant connu, Dr. Wei-Chieh Young se réfère à l'holographie comme *Tǐ Yìng Quán Xī* 体应全息/體應全息 (Modèle holographique de correspondance tissulaire) et explique que ce concept est enra-ciné et référencé dans le *Huáng Dì Nèi Jīng* 黄帝内经/黃帝內經 (Le Classique de Médecine Interne de l'Empereur Huang Di)) (Young, Chang, &Morris, 2003). Il a également discuté de l'holographie dans son livre *Lectures on Tung's Acupuncture Therapeutic System* (Young, 2008).

L'holographie est un système de cartographie appelé *Quán Xī* 全息 en chinois, ce qui signifie « message complet », « information entière », « holographique » ou « microsystème » certains praticiens considèrent Quán Xī comme la base théorique profonde de l'acupuncture (Young et al., 2003). Rappelez-vous, nous avons mentionné que les Chinois croient qu'il existe une relation entre Tiān 天 (Ciel), également appelé

« l'Univers » et Rén 人 (Homme), également appelé « une personne ou un humain ». « En fait, les érudits confucéens affirment que « l'homme existe dans l'Univers, et l'Univers existe dans l'homme » (Alfaro, 2014). Beaucoup de secteurs de Médecine Chinoise croient que les parties humaines de corps sont des structures organiques miniatures du corps entier, comme observé en auriculothérapie, réflexologie, et le diagnostic de la langue. Le Tài Jí du corps humain identifie l'ombilic comme le noyau, ou centre, du corps. À partir de là, un praticien peut voir les bras et les jambes comme des représentations du torse, ainsi que des représentations du visage, l'ombilic et les yeux étant égaux au niveau des coudes et des genoux (voir les figures 3, 4, 5 et 6). Ce que cela représente est un système de choix de points sur un méridien particulier en fonction de son « image ». « Ce concept d'holographie, ou miroir et imagerie, est l'un des fondements du Système d'Équilibrage des Méridiens. Le choix du méridien à utiliser pour équilibrer et envoyer une réponse de guérison est d'une importance primordiale, ainsi que le choix du côté approprié du corps et du bon site d'imagerie/miroir.

Les figures 3 à 10 sont les systèmes d'image miroir les plus couramment utilisés dans le Système d'Équilibrage des Méridiens. Bien qu'il existe plus de microsystèmes, j'ai inclus les plus couramment utilisés. Vous pouvez en apprendre davantage grâce à des cours, en ligne ou avec des collègues, et c'est très bien, utilisez-les à la façon du Système d'Équilibrage des Méridiens afin d'améliorer les résultats cliniques.

Voici une ligne directrice générale pour choisir quel image miroir utiliser :

1. Sélectionnez la zone qui ressemble le plus anatomiquement à la zone « malade ».
2. Choisissez une zone qui a une étendue d'image plus grande avec laquelle travailler. Avec une zone cible plus grande avec laquelle travailler, vous êtes plus susceptible d'accéder à l'épicentre exact de blocage que vous visez à débloquer, accéder à la circulation du méridien et à générer une réponse de guérison.
3. Vous pouvez choisir de chevaucher les images et de traiter plusieurs zones du corps avec une zone d'image miroir.
4. Vous voudrez peut-être changer de d'image-miroir ou de Systèmes au fil du temps, pour déclencher dans le corps une plus grande réponse de guérison et améliorer la trajectoire de guérison de votre patient.

ILLUSTRATIONS DU CONCEPT D'IMAGERIE
APPLIQUÉE AU SYSTÈME D'ÉQUILIBRAGE

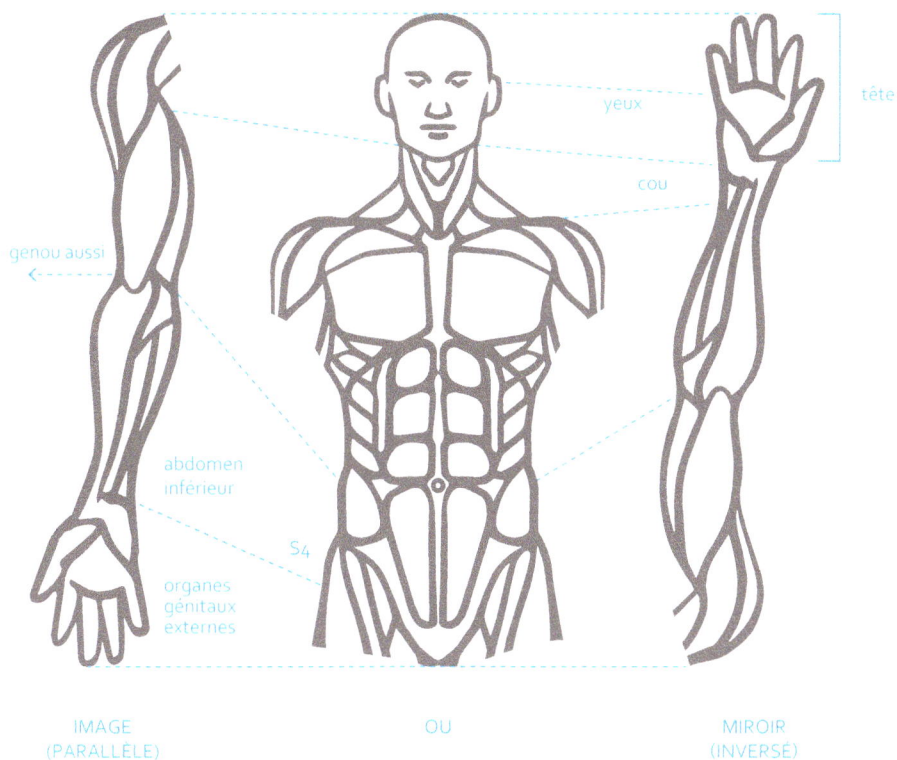

tête

yeux

cou

genou aussi

abdomen
inférieur

S4

organes
génitaux
externes

IMAGE
(PARALLÈLE)

OU

MIROIR
(INVERSÉ)

Les repères anatomiques sont approximatifs et variables selon les proportions du corps.

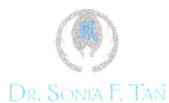

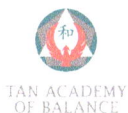

Dr. Sonia F. Tan

TAN ACADEMY
OF BALANCE

GRAPHIQUE 3

ILLUSTRATIONS DU CONCEPT D'IMAGERIE
APPLIQUÉE AU SYSTÈME D'ÉQUILIBRAGE

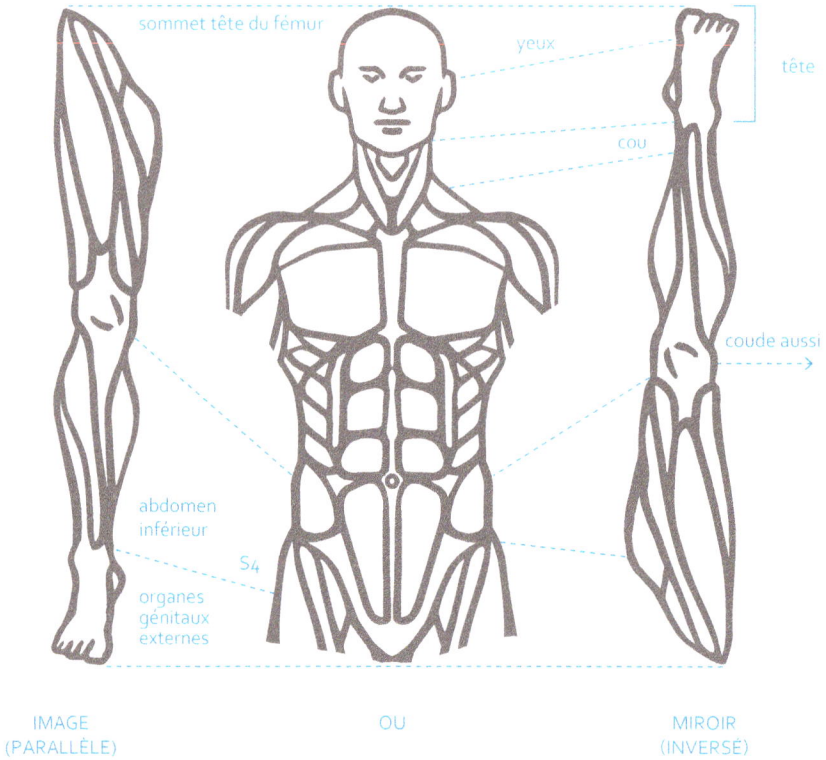

sommet tête du fémur

yeux

tête

cou

coude aussi

abdomen
inférieur

S4

organes
génitaux
externes

IMAGE
(PARALLÈLE)

OU

MIROIR
(INVERSÉ)

Les repères anatomiques sont approximatifs et variables selon les proportions du corps.

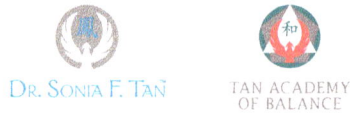

DR. SONIA F. TAN

TAN ACADEMY
OF BALANCE

© Dr. Sonia F. Tan 2022

GRAPHIQUE 4

ILLUSTRATIONS DU CONCEPT D'IMAGERIE
APPLIQUÉE AU SYSTÈME D'ÉQUILIBRAGE

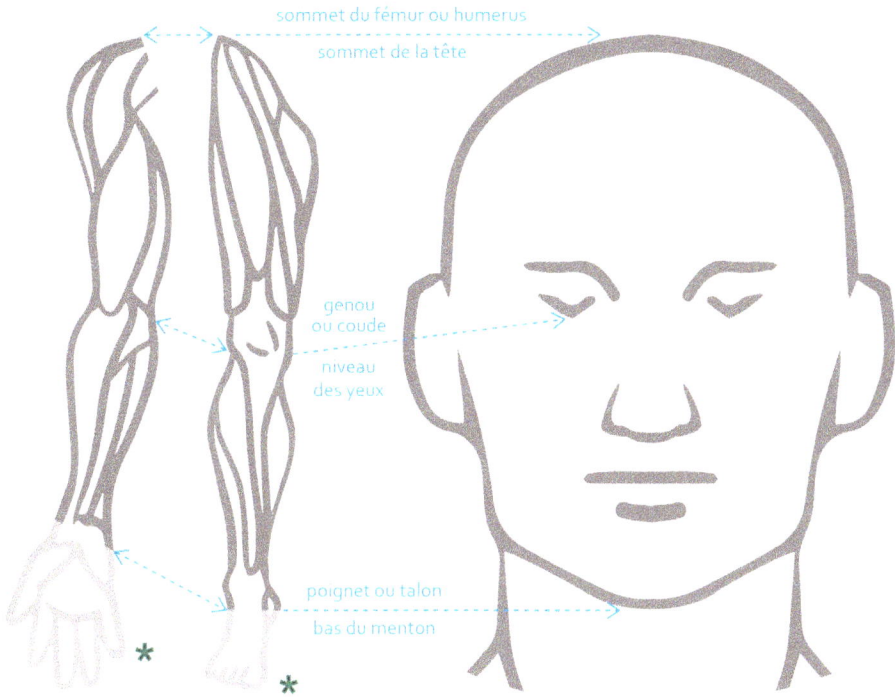

sommet du fémur ou humerus

sommet de la tête

genou ou coude

niveau des yeux

poignet ou talon

bas du menton

* on peux aussi inverser l'image

Les repères anatomiques sont approximatifs et variables selon les proportions du corps.

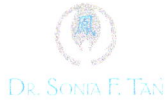

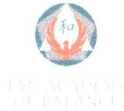

Dr. Sonia F. Tan

GRAPHIQUE 5

ILLUSTRATIONS DU CONCEPT D'IMAGERIE
APPLIQUÉE AU SYSTÈME D'ÉQUILIBRAGE

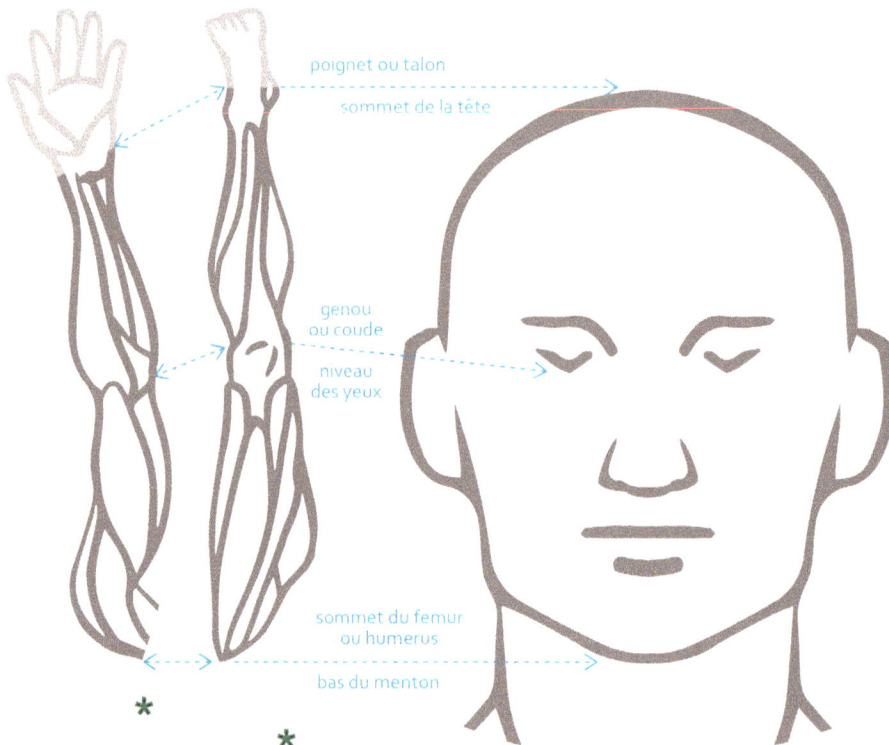

poignet ou talon

sommet de la tête

genou
ou coude

niveau
des yeux

sommet du femur
ou humerus

bas du menton

*

*

* on peux aussi inverser l'image

Les repères anatomiques sont approximatifs et variables selon les proportions du corps.

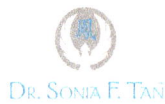

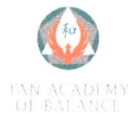

DR. SONIA F. TAN

TAN ACADEMY
OF BALANCE

© Dr. Sonia F. Tan 2022

GRAPHIQUE 6

ILLUSTRATIONS DU CONCEPT D'IMAGERIE
APPLIQUÉE AU SYSTÈME D'ÉQUILIBRAGE

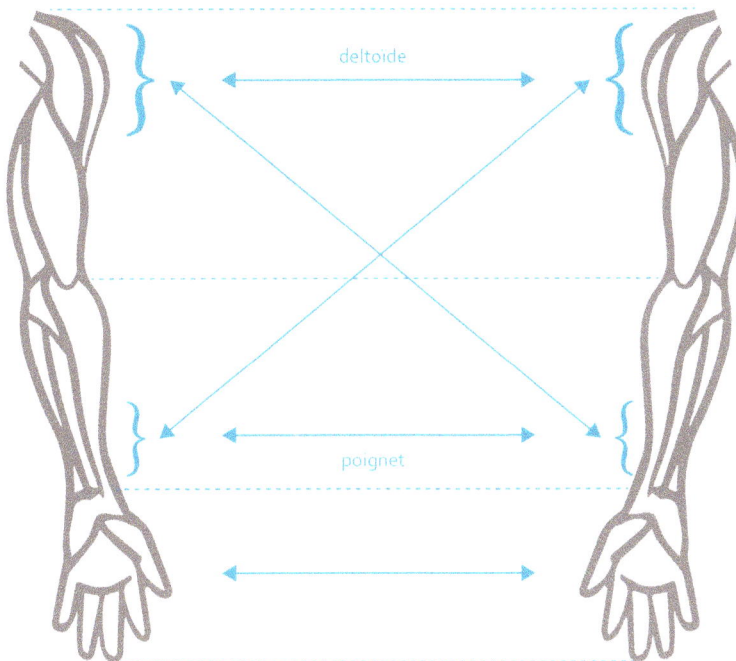

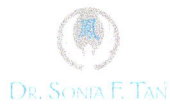

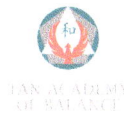

deltoïde

poignet

GRAPHIQUE 7

ILLUSTRATIONS DU CONCEPT D'IMAGERIE
APPLIQUÉE AU SYSTÈME D'ÉQUILIBRAGE

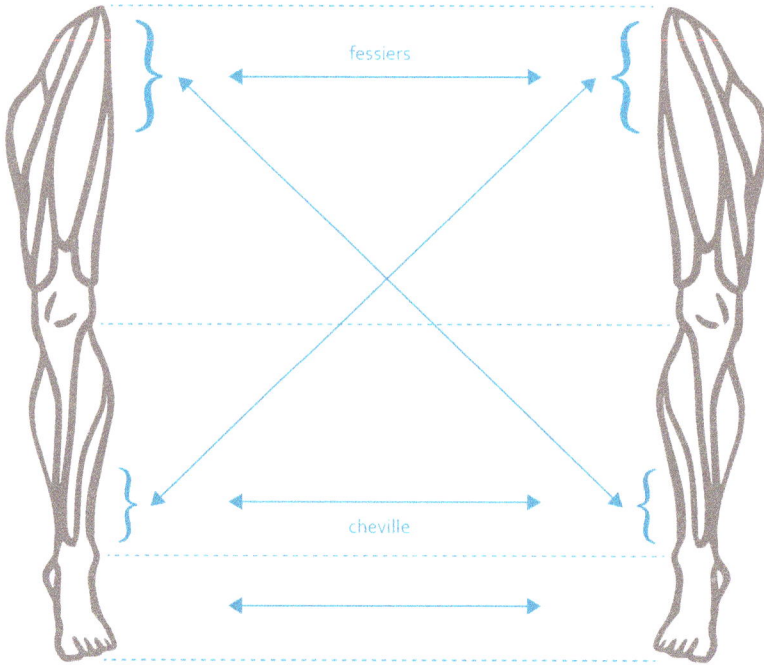

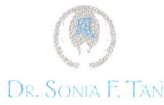

fessiers

cheville

GRAPHIQUE 8

ILLUSTRATIONS DU CONCEPT D'IMAGERIE
APPLIQUÉE AU SYSTÈME D'ÉQUILIBRAGE

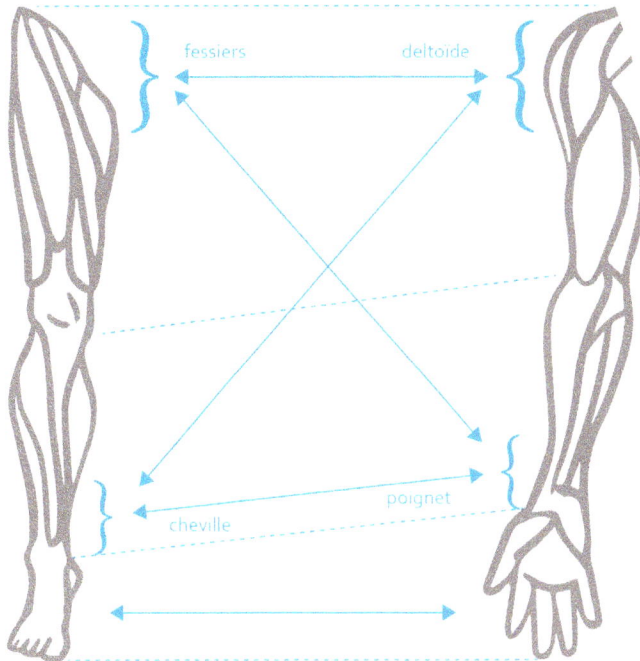

fessiers   deltoïde

cheville   poignet

GRAPHIQUE 9

ILLUSTRATIONS DU CONCEPT D'IMAGERIE
APPLIQUÉE AU SYSTÈME D'ÉQUILIBRAGE

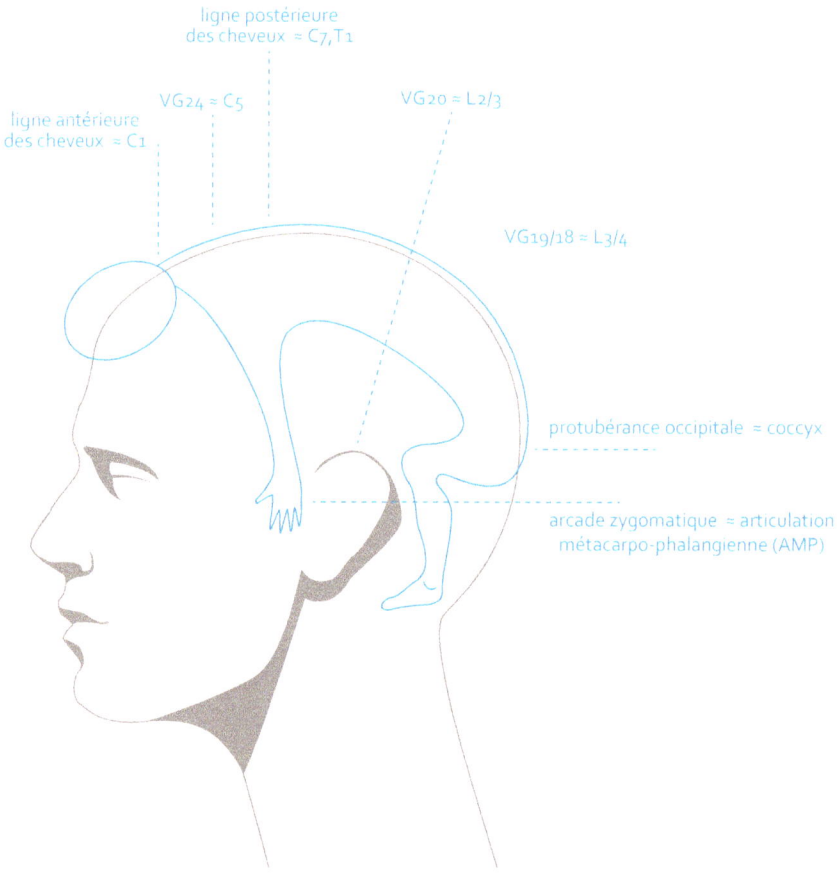

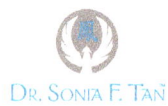

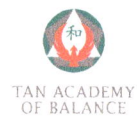

ligne postérieure
des cheveux = C7,T1

VG24 = C5

VG20 = L2/3

ligne antérieure
des cheveux = C1

VG19/18 = L3/4

protubérance occipitale = coccyx

arcade zygomatique = articulation
métacarpo-phalangienne (AMP)

DR. SONIA F. TAN

TAN ACADEMY
OF BALANCE

© Dr. Sonia F. Tan 2022

GRAPHIQUE 10

Dans la figure 10, vous pouvez voir que le « singe-chaussette » ou toupet sur la tête, démontre l'utilisation du cuir chevelu pour traiter la douleur du Du Mai. Trouvez vos repères pour les segments de la colonne vertébrale et ressentez le changement de texture tissulaire sur le cuir chevelu. Vous pouvez également utiliser cette zone pour traiter les problèmes du Ren Mai, tels que sur la poitrine. Il suffit d'aller au segment de la colonne vertébrale correspondant qui s'aligne sur cette zone.

Exemple de cas utilisant le Système I : Ming-Nom

Votre patient se plaint de douleurs cervicales et de maux de tête sur le côté droit, de la zone de VB 20 dans le cou à VB 21. Tous les jours, la douleur est d'intensité 6/10. Que faites-vous ?

TRAITEMENT : contralatéral (Triple Réchauffeur) –Shaoyang de la main, en utilisant le côté gauche du patient (dans ce cas) et l'image «la marionnette» (main vers le haut) de la Figure 3 où la main est la tête, et le reste du corps qui est le bras. Les points correspondants pour VB 20 à VB 21 sur cette image seraient approximativement TR 4 à TR 4.75A.

REMARQUE : Dans le Système d'Équilibrage des Méridiens, lorsque les points sont suivis de décimales, il s'agit d'une référence pour l'endroit où vous trouvez le point *Āshì* 阿是 sur ce méridien. Donc, 4,75 signifie environ les trois quarts de la distance vers TR 5. Ça fait sens ? Le « A » après le chiffre indique que vous palpez pour un Āshì dans cette zone et c'est une approximation l'endroit d'insertion de l'aiguille. Si vous utilisez plus d'une aiguille à cet endroit, alors votre note de dossier devrait l'indiquer, par un "×" (signe de multiplication) suivi du nombre d'aiguilles. Par exemple, SJ 4.75A × 2 signifie que vous devriez trouver l'emplacement qui est d'environ les trois quarts du chemin de SJ 4 à SJ 5, piquer à cet endroit en utilisant deux aiguilles aux points de palpation, là où vous sentez le changement de texture ou le blocage de la circulation du Qi dans le méridien. Suivez cette nomenclature dans vos dossiers/patients, afin que nous parlions tous le même langage et que vous ou d'autres praticiens puissent répéter le traitement en voyant, à partir des notes cliniques, où vous avez piqué.

CHAPITRE 4

Les cinq étapes

AVANT DE COMMENCER À piquer, il y a des étapes clés à retenir pour que vous puissiez non seulement appliquer correctement le Système d'Équilibrage des Méridiens, mais aussi pour obtenir de meilleurs résultats cliniques. Les trois premières étapes ont été développées par Shīfù Tan, et est plus largement connue sous le nom de « Acupuncture 1, 2, 3 ». J'ai ajouté deux étapes car j'ai remarqué qu'il y avait un écart de résultats parmi mes collègues et les étudiants. Les deux dernières étapes que j'ai ajoutées sont importantes pour améliorer les résultats des patients.

Les cinq étapes du Système d'Équilibrage des Méridiens :

1. *Diagnostiquer à l'aide de la théorie des Méridiens. Quel méridien est malade ou indique un blocage ?* Trouvez le méridien malade. Suivez la circulation du méridien et évaluez les quels sont affectés dans la ou les zones où ils sont symptomatiques.

2. *Évaluer quel est le méridien d'équilibrage ?* Le Système d'Équilibrage des Méridiens comprend cinq Systèmes principaux parmi lesquels choisir (six au total). Déterminez le système que vous souhaitez utiliser. Si la zone « malade » ou bloquée se trouve entre deux méridiens, vous devez piquer entre les deux méridiens d'équilibrage. Idéalement, vous aurez une option

qui reflète étroitement cela, et les deux méridiens seront côte à côte. En fait, c'est aussi la meilleure option.

3. ***Choisissez vos points en utilisant l'image ou le miroir (Holographie).*** Dans le chapitre précédent, j'ai présenté les chartes holographiques les plus utilisées dans cette méthode (Figures 3-10). Indépendamment des nombreuses autres chartes holographiques découvertes et utilisées, la chose la plus importante à garder à l'esprit est d'utiliser des points holographiques (image-miroir) de la manière enseignée par le Système d'Équilibrage des Méridiens pour une plus grande efficacité clinique. Vos meilleurs choix sont d'utiliser une ressemblance anatomique plus proche de la zone touchée et de travailler avec une charte miroir-image plus large ou plus grande.

4. ***Poursuivez la diminution du niveau de douleur ou d'inconfort jusqu'à ce qu'il soit au moins réduit de 50 pour cent.*** Une fois que vous avez atteint une réduction de 50 pour cent, vous savez que vous avez trouvé l'épicentre de votre zone de traitement. Vous pouvez maintenant cesser de passer plus de temps pour atteindre une réduction de 100 %, tant que vous suivez l'étape 5.

5. ***Laissez le* Qì *circuler pendant au moins trente minutes.*** Laissez le Qì circuler, laisser diffuser à travers tous les méridiens et leurs ramifications, pour permettre son intégration et son effet dans le corps, et de compléter un cycle de Qì (ce qui prend environ vingt-neuf minutes). Si c'est appliqué correctement, vous constaterez probablement après trente minutes, que la majorité de la douleur ou de l'inconfort résiduels sont disparus.

CHAPITRE 5

Système II : Bié-Jīng 别经/別經 (Branche–Méridien)

D ANS LE SYSTÈME *BIÉ-JĪNG* 别经/別經 (Branche ou Méridien Variant), les anciens ont constaté une relation qui a vu le jour lorsque le Qì 气/氣 a été mis dans le Système I. Qu'est-ce que cela signifie de mettre du 'Qì' dans le système ? Que se passe-t-il lorsque vous le faites ? Le caractère chinois Qì 气/氣 représente un grain de riz bouilli et la vapeur qui est créée s'élève, comme un nuage ou une brume. Les anciens ont réalisé que nous pouvons faire la même chose avec les Bā Guà. On peut créer de la vapeur ou de la brume en utilisant le feu pour chauffer l'eau. Par conséquent, en mettant le Guà symbolisant le Feu en bas, et le Guà symbolisant l'Eau en haut, nous créons de la vapeur. Ce Guà est unique en ce que le Guà supérieur est l'exact opposé au Guà inférieur, et a donc une affinité ou une harmonie créée en elle-même, avec la ligne supérieure du Guà supérieur voulant se rencontrer et être équilibré avec la ligne supérieure du Guà inférieur, et ainsi de suite (voir Figure 11).

Normalement, les Guà veulent aller du côté opposé pour créer l'équilibre. Mais ici, quand il frappe le Guà « Qì vapeur », il est détourné dans une relation verticale (suivant la loi naturelle de la vapeur se déplaçant verticalement), et quand il atteint le Guà Feu-Eau *Yáo* 爻 (barre continue), il veut créer un équilibre au sein de son propre Guà d'abord (ce Guà Feu-Eau). Ainsi, le Yáo supérieur du Guà supérieur se connecte d'abord au Yáo supérieur du Guà inférieur, puis il se déplace vers le côté opposé de la charte, en suivant cette nouvelle voie vers un système méridien différent (voir figure 11). Il s'agit du Système II, le système Bié-Jīng (Branche - Méridien).

Voici mon astuce pour mémoriser ce système délicat : En commençant par le méridien bloqué que vous avez diagnostiqué, gardez son 'prénom' changer la polarité, puis changez de membre. Voilà ! Comme il s'agit d'un système à nombre pair, tel qu'étiqueté par Shīfù Tan, le côté du traitement peut être homolatéral ou controlatéral. Par exemple, si le méridien de l'Intestin grêle Taiyang de la main est bloqué, gardez le prénom (c'est-à-dire, Tai), changez la polarité (c'est-à-dire, Yáng change en Yīn) et changez le membre (c'est-à-dire, la main devient le pied). La destination devient le méridien Taiyin du pied (Rate). Le seul ensemble de méridiens que vous devez mémoriser qui se rencontrent, sont les méridiens de couche intermédiaire de Yangming et Jueyin.

SYSTÈME # II

BIÉ-JĪNG 别经/別經 → BRANCHE · MÉRIDIEN

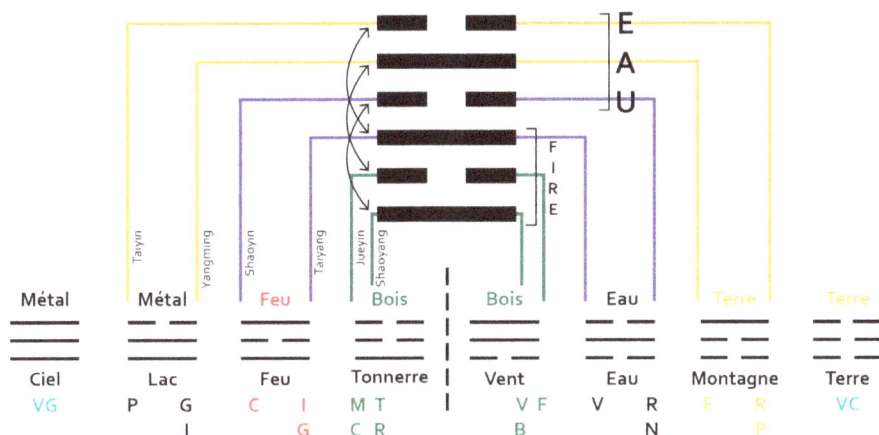

Même nom, polarité opposée.

Changer de membre.

Traitement homolatéral ou controlatéral.

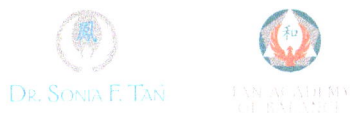

GRAPHIQUE 11

35

Exemple de cas utilisant le système II : Bié-Jīng–Branch-Channel

Votre patient présente des tensions et douleurs lombaires gauche, sur le méridien de la Vessie-Taiyang du pied, d'environ L2 à L4. La douleur est de 5 sur 10 toute la journée. Que faites-vous ?

TRAITEMENT : Homolatéral ou controlatéral du méridien Poumon Taiyin de la main

Lors du choix d'un côté, idéalement, vous avez le temps de palper les deux bras du patient et de déterminer quel bras a le plus de points Āshì. Si le patient est le type qui ne ressent pas beaucoup de douleur, alors vous devez compter sur vos compétences de palpation. Vous devriez sentir une différence dans la texture des tissus dans la zone qui reflète l'endroit bloqué du méridien « malade » sur la charte miroir-image que vous utilisez ; cela devrait refléter les proportions de l'emplacement et la ressemblance anatomique sur certaines chartes. Voici des exemples de différences tissulaires : Au toucher, le tissu vous semble noué, cordé, nodulaire, serré, emmêlé ou anormal. Traiter le membre à ces endroits

Si vous utilisez une stratégie d'Équilibre Global (voir la section suivante), vous n'aurez peut-être pas le choix du côté que vous traitez. Ou si vos compétences de palpation sont à parfaire, vous n'avez peut-être pas encore développé un bon ressenti des différences tissulaires afin de déterminer cette différence ainsi que le ressenti du *Dé Qì* 得气/得氣 à travers l'aiguille. Si c'est le cas, faites confiance que dans le Système d'Équilibrage des Méridiens, tant que vous choisissez le bon méridien d'équilibrage et la bonne zone d'image miroir, votre traitement devrait être très efficace et rapide. Par conséquent, faites confiance aux emplacements de l'image miroir et aux stratégies du Système d'Équilibrage des Méridiens, et piquez là, à la recherche d'un bon *Dé Qì*.

Dans le cas ci-dessus, les points d'acupuncture correspondants seraient P 5 à P 6A (× le nombre d'aiguilles que vous avez utilisées) si vous utilisez l'image directe, où la tête est équivalente au deltoïde (Figure 3). Au lieu de cela, si vous avez utilisé l'image de la 'marionnette' (Figure 3), où la main représente la tête, alors vos points d'acupuncture correspondants seraient P 4 à P 5A (× combien d'aiguilles vous avez utilisé). Assurez-vous d'avoir le *Lì Gān Jiàn Yǐng* 立竿见影/立竿見影 (plantez un piquet, et voyez son ombre; effet instantané), sachez que vous avez définitivement trouvé à la fois le bon méridien et les bons points pour déclencher le retour à l'équilibre! Si vous n'avez pas atteint le *Lì Gān Jiàn Yǐng*, alors vous avez manqué quelque chose, et vous devriez passer par les cinq étapes à nouveau.

CHAPITRE 6

Système III : Biǎo-Lǐ
表里/表裡 (Extérieur-Intérieur)

MAINTENANT, NOUS PASSONS À une époque environ 800 à 1 000 ans plus tard après le premier arrangement des trigrammes *Fú Xī Bā Guà* (Séquence du Ciel Antérieur). À cette époque, les anciens voyaient une façon différente d'organiser les Guà pour créer et illustrer l'harmonie, et par conséquent, engendrer une assignation différente aux systèmes méridiens-organes, basée sur l'énergie du Guà. C'est l'époque où on a utilisé le plus souvent l'assignation de méridiens-organes aux Guà.

L'explication de la façon dont les Guà ont été attribués aux méridiens est mieux expliquée dans un séminaire en direct. Cependant, voici quelques citations faciles à garder en tête :

a) Chaque Guà est situé face à son Guà qui lui est exactement opposé. (Regardez les paires de Guà dans la Figure 12, et vous verrez cette relation. Ainsi, les Guà sont en parfaite harmonie et illustrent ce lien.

b) Le nombres de barres de chaque appariement opposé de Guà totalise neuf, un chiffre important en *Fēng Shuǐ* 风水/風水 (géomancie) et en Métaphysique Chinoise.

c) Enfin, vous pouvez voir que ces appariements sont des paires d'organes traditionnellement enseignées dans les écoles d'acupuncture. Elles sont jumelées ainsi pour une raison. Et maintenant vous pouvez voir pourquoi ; ce sera donc l'un des systèmes les plus faciles à mémoriser !

Parce qu'il s'agit d'un système numéroté impair, le traitement doit être controlatéral seulement. Essayez-le !

SYSTÈME # III

BIǍO LǏ 表里/表裡 → RELATION EXTERNE-INTERNE

(Un nombre impair de lignes de trigrammes est Yang, un nombre pair est Yin.)
(Un méridien Yang est un trigramme Yang, Un méridien Yin est un Trigramme Yin.)

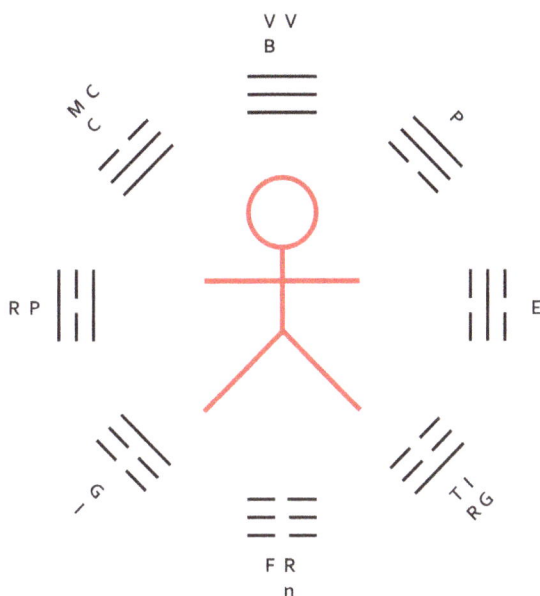

Traitement controlatéral.

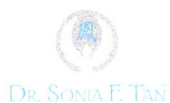

GRAPHIQUE 12

Exemple de cas utilisant le système III :
Biǎo-Lǐ - Extérieur- Intérieur

Un patient se plaint du syndrome compartiment antérieur du tibial à droite. La zone allant environ de E 36 à E 41 et est assez tendue et à 9/10 de douleur. Le patient ne peut pas faire de dorsiflexion du pied. Que faites-vous ?

TRAITEMENT : Méridien de la Rate–Taiyin du Pied, controlatérale

Il s'agit potentiellement d'une situation un peu ironique car le patient peut être surpris que vous vous dirigiez vers la jambe opposée. Il peut essayer de vous corriger et de vous rappeler l'autre jambe est blessée. Prenez le temps d'expliquer comment les méridiens d'acupuncture se connectent et s'équilibrent souvent à l'aide d'un entre-croisement, ou une connexion controlatérale, tout comme le côté droit du cerveau a un mécanisme de contrôle controlatéral, il contrôle le côté gauche-et leur démontrer les résultats en quelques secondes !

Dans cet exemple, les points d'acupuncture correspondants seraient Rate 9 à Rate 5A ($\times$ le nombre d'aiguilles que vous avez utilisées) si vous utilisez l'image direct, où la jambe inférieure est équivalente à la jambe inférieure. Dans cette situation, il est loin d'être idéal d'utiliser une image retournée pour traiter le méridien de l'Estomac, car cela signifierait que vous deviez utiliser Rate 10 à Rate 12, une zone du corps qui est moins pratique et sécuritaire d'accès.

CHAPITRE 7

Système IV :
Horloge chinoise - Règle midi-minuit

MAINTENANT, NOUS NOUS ÉLOIGNONS du *Yì Jīng* 易经/易經 (Le Livre des Mutations ou *I Ching*) et passons à l'horloge chinoise. Oui, c'est vrai, vous avez appris l'horloge chinoise dans vos écoles d'enseignement d'acupuncture pour une raison !

Si vous disposez l'horloge chinoise de la circulation d'énergie dans les organes avec le Méridien du Cœur à la position de midi (de 11 h à 13 h, puis suivez le flux normal dans le sens des aiguilles d'une montre à chaque heure respective, vous verrez facilement la connexion.

Le système IV crée un équilibre via le laps de temps opposé de douze heures- c'est aussi simple que cela ! Donc, si vous tracez une ligne à partir du Cœur, diamétralement opposée sur l'horloge chinoise, vous tombez sur VB-son délai opposé de douze heures. L'heure du Cœur est de 11 h. à 13 h et celle de VB de à 23 h à 1 h.—voilà !

Dans le Système d'Équilibrage des Méridiens, rappelez-vous qu'il s'agit d'un Système numéroté pair, le côté du traitement peut être homolatéral ou controlatéral.

SYSTÈME # IV

HORLOGE CHINOISE - RÈGLE MIDI-MINUIT

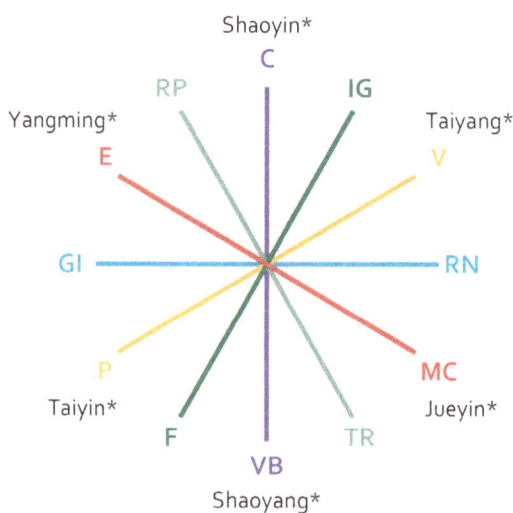

Shaoyin*
C
RP   IG
Yangming*   Taiyang*
E   V
GI ——————————— RN
P   MC
Taiyin*   Jueyin*
F   TR
VB
Shaoyang*

Traitement homo ou controlatéral.

* Résultat final même que le Système #2.

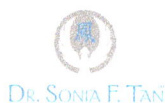

Dr. Sonia F. Tan   TAN ACADEMY OF BALANCE

© Dr. Sonia F. Tan 2022

GRAPHIQUE 13

Exemple de cas utilisant le Système IV: Règle midi-minuit

Un patient arrive dans votre bureau en se plaignant de douleurs scapulaires. Le patient a fracturé son omoplate à trois endroits dans un accident de vélo et a des douleurs partout dans l'omoplate. Il s'agit d'un 7 sur l'échelle de douleur 0-10, et l'amplitude de mouvement du patient est limitée. Que faites-vous ?

TRAITEMENT : Homolatéral ou controlatéral– Méridien du Foie, Jueyin du pied

Ce système est un de mes préférés et de Shīfù Tan pour le traitement du méridien de l'intestin grêle et de la douleur scapulaire. La principale raison de choisir le méridien du foie comme méridien d'équilibrage est due à la ressemblance anatomique. L'omoplate est une partie osseuse d'anatomie, et le méridien du foie est de nature osseuse aussi, circulant tout le long de la face médiale du tibia. De plus, on peut utiliser deux images sur la jambe pour refléter l'omoplate. L'une est l'image 'marionnette', qui place l'omoplate à environ F 4 à F 4.75A. L'autre image utilise la malléole médiale comme une micro-version de l'omoplate triangulaire, avec le sommet de l'omoplate qui correspond à l'extrémité proximale de la malléole médiale. Si vous piquez la malléole, choisissez la zone qui reflète l'emplacement exact de la douleur scapulaire pour le patient. Par exemple, si la douleur du patient se trouve sur l'épine supérieure de l'omoplate, palpez et piquez la partie distale de la malléole médiale. Avec l'une ou l'autre des images, en piquant en sous-cutané le long de l'os, les résultats seront plus efficaces.

CHAPITRE 8

Système V :
Horloge chinoise – Le Voisin

L E SYSTÈME V UTILISE également l'horloge chinoise, mais il applique une relation différente d'équilibrage que les anciens ont découvert.

Dans ce système, vous créez l'équilibre avec l'aide du méridien voisin. Quel voisin ? Bien que vous puissiez regarder le diagramme et mémoriser lesquels, mon astuce pour le garder facile et travailler à la volée, est que le voisin qui équilibre le méridien-organe bloqué est celui avec la même polarité. Ainsi, le méridien Yīn est équilibré par le voisin qui est un méridien Yīn. C'est une toute autre utilisation de l'horloge chinoise que vous n'auriez jamais pensé utiliser de nouveau ! Rappelez-vous qu'il s'agit d'un Système numéroté impair, donc traitement est seulement controlatéral. Maintenant, tout ce que vous avez à faire est de visualiser l'horloge chinoise dans votre tête, et vous pouvez appliquer ce système avec facilité !

SYSTÈME # V

HORLOGE CHINOISE - VOISIN IMMÉDIAT

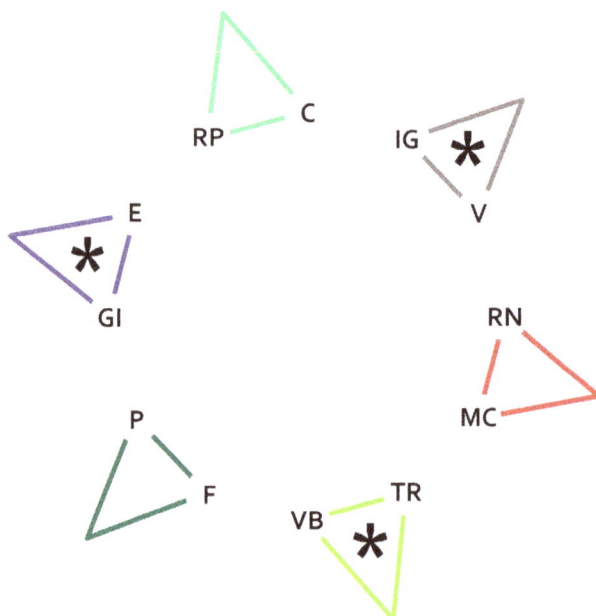

Même polarité.

Traitement controlatéral.

* Résultat final même que le Système #1.

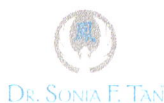

GRAPHIQUE 14

46

Exemple de cas utilisant le Système V : Horloge Chinoise - Voisin

Une patiente arrive dans votre bureau en se plaignant de dysménorrhée. À ce stade, vous n'avez appris que les Systèmes Simples, Uniques et non les Systèmes d'Équilibrage Multiple du GYNÉCO 8 (que nous couvrirons dans la partie II de ce livre). Cependant, vous pouvez toujours être efficace ! En termes de douleurs menstruelles, les méridiens du Rein, de l'Estomac et éventuellement la Rate sont les principaux méridiens « malades ». Que faites-vous ?

TRAITEMENT : Méridiens du Maître-du-Cœur - Jueyin de la main controlatérale, du Gros Intestin - Yangming de la main controlatérale, ou celui du Coeur– Shaoyin de la main controlatérale.

Dans ce cas, votre meilleur choix serait le Maître-du-Cœur controlatéral, Jueyin de la main. Non seulement le Méridien MC équilibre celui du Rein dans le Système V, mais il équilibre également celui de l'Estomac dans le Système II. En choisissant le méridien MC pour l'équilibrage, vous avez plus d'efficacité, en utilisant un méridien pour en traiter deux.

Dans cet exemple, vous avez deux choix pour les points d'acupuncture correspondants. L'un est l'image directe des ovaires ou de l'utérus. Les Ovaires sont situés entre la moitié et les deux tiers dans le bas-ventre, et l'utérus est environ à deux tiers du chemin vers le bas. Par conséquent, sur le méridien du Maître-du-Coeur, vous devriez palper et piquer de MC 4 à MC 6 pour la dysménorrhée. Alternativement, vous pouvez utiliser un point de Maître Tung appelé *Zhōng Guān* 中关/中關 (Barrière du Centre) pour l'utérus (et la prostate) qui se trouve sur le Jueyin de la Main, au niveau de MC 7.2. Ce point Zhōng Guān utilise une image miroir différente. Il est similaire à l'utilisation de l'image en acupuncture coréenne de la main. Ne confondez pas ce point comme étant l'image direct (dans laquelle la tête est le deltoïde) des ovaires et de l'utérus. Ce point de Maître Tung appelé Zhōng Guān au niveau de MC 7.2 est un excellent point à utiliser lorsque vous n'avez qu'une seule aiguille et que vous devez vous déplacer durant le traitement.

CHAPITRE 9

Système VI : Hé 合 - Même

L E SYSTÈME PRINCIPAL FINAL des anciens classiques que nous utilisons dans le Système d'Équilibrage des Méridiens est appelé *Hé* 合, ce qui signifie « être identique à » ou « s'ajuster », comme utilisé dans l'expression *wěn hé* 吻合. Nous appelons ce système plus communément « Lui-Même ». Ici, on utilise le méridien qui est « malade » pour se soigner. Cependant, contrairement à ce que vous avez appris à l'école, la façon dont nous l'appliquons implique deux choix. Premièrement, vous pouvez utiliser un point d'image-miroir sur le méridien même - le méridien « malade ». Par exemple, quelqu'un vous voit pour une douleur à mi-joue et vous évaluez qu'il est sur le méridien de l'Estomac-Yangming du pied. En regardant l'image sur la figure 5, qui utilise une grande image du visage dans une orientation directe. Le point utilisant cette image serait approximativement E 40. Une grande partie de ce système est utilisé dans le Système d'Équilibre Multiple aussi appelé Équilibre Global (voir Partie II). Le deuxième choix, ma propre 'perle clinique'— cas—est le point Xi du même méridien. Dans l'exemple ci-dessus, il s'agirait de E 34.

Gardez à l'esprit que bien que ce système soit numéroté pair, le côté traitement n'est qu'homolatéral avec ce Système. C'est la seule exception.

Exemple de cas utilisant le système VI : Hé – Même

Un patient arrive dans votre bureau en se plaignant de douleurs aux joues, dans la région de E 3 à E 4, puis jusqu'à E 6. Que faites-vous ?

TRAITEMENT : Estomac– Yangming du pied homolatéral

En utilisant l'image directe de l'ensemble du visage (figure 5), les points correspondants seraient E 37 à E 40.5. Si vous utilisez l'image retournée du visage entier (Figure 6), les points seraient E 30.5 à E 33. Si vous utilisez la charte d'image-miroir où le pied représente le visage, c'est-à-dire la 'marionnette' dans la figure 4, vous pouvez également utiliser E 42 à E 43. Cependant, ce choix vous donne une zone beaucoup plus petite avec laquelle travailler, ce qui rend plus difficile d'accéder avec précision à la zone cible.

De plus, j'ai mentionné qu'au lieu d'utiliser des points d'image miroir sur le 'Même' méridien, vous pouvez utiliser le point Xi, mon préféré en clinique. Dans ce cas, il s'agit de E 34. Dans ma pratique, j'ai découvert un résultat encore meilleur : si les points Xi sont également sur un point d'image direct ou miroir d'une zone que vous essayez de guérir, cela peut entraîner un traitement dont l'efficacité peut être doublée, voir même triplée.

Les recherches de Peter Dorsher soutiennent l'effet d'un traitement du même méridien (Système VI). En examinant les points communs entre les lignes myofasciales, les 'points-détente' (Trigger points) et les méridiens d'acupuncture, il a constaté que 80 pour cent des lignes myofasciales et des points-détente sont alignés et chevauchent les méridiens (Dorsher, 2009). De plus, ses recherches illustrent que lorsque le fascia s'enroule autour d'une aiguille et que cette aiguille est manipulée, le tiraillement du fascia, à distance, affecte l'ensemble de la chaîne myofasciale (Dorsher, 2009). Les fibres musculaires et les fascias s'attachent plus facilement et complètement sur une aiguille 'sans enduit', permettant ainsi plus de captation de l'aiguille, et donc, plus d'effet de tiraillement sur la ligne myofasciale et le méridien lui-même (Dorsher, 2009).

J'ai toujours préféré les aiguilles non enrobées, et c'est une preuve supplémentaire de leur efficacité. Des outils de travail efficaces amplifient davantage les bonnes habiletés.

Bien sûr, vous pouvez toujours avoir un effet avec des aiguilles enrobées. Cependant, je suis prête à parier que votre 'Dé Qì' sera amélioré et plus intense, permettant de meilleurs résultats cliniques, avec des aiguilles non enrobées. Il est possible d'informer votre patient pour qu'il comprenne que l'arrivée du 'Dé Qì ' est bonne et qu'il s'agit d'une réaction souhaitée qui peut améliorer les résultats. Vos patients commenceront à s'enthousiasmer lorsque vous en aurez un bon !

Autres recommandations cliniques

Au-delà de l'attention portée aux aiguilles que vous utilisez, je tiens à souligner l'importance de vos compétences de palpation et de votre capacité à ressentir l'énergie à travers les aiguilles, qu'elle soit subtile ou grande. N'oubliez pas que nous tenons un morceau de métal qui a été inséré dans un fluide chargé électriquement. Entraînez vos sens à ressentir l'étincelle, le Dé Qì avant ou au moment où cela arrive pour le patient, de sorte que même s'ils ne le sentent pas, parce que vous y êtes bien entraîné, vous savez que vous avez le bon endroit d'activation. Cela nécessite de la pratique et l'utilisation des meilleurs outils pour vous.

Enfin, à propos des aiguilles et des insertions, vous remarquerez que lorsque je travaille, je porte des bagues. Je porte des anneaux sur ma main qui travaille, pour me protéger de la quantité de de Qì que j'absorbe du patient. Dans le passé, avant de les porter, j'avais des douleurs dans mes articulations métacarpo-phalangiennes. Puis en reprenant un concept que je connaissais étant plus jeune, j'ai acheté des bagues faites de jade pour mes doigts, et voilà—la douleur a disparue ! Vous pouvez également utiliser du quartz pour aider à bloquer et à absorber l'énergie. Enfin, j'ai trouvé l'hématite utile en raison de ses propriétés sur la circulation du Qi et du Sang. Bonne chasse à la bague !

CHAPITRE 10

Les points spéciaux du Dr. Richard Teh-Fu Tan

Foie 8 Tan (F 8T)

CE POINT EST PLUS facilement localisé en commençant à Rate 9, puis en se déplaçant environ 1 cùn ⼨ (unité de longueur ou pouce) antérieur, et 2 *cùn* ⼨ supérieur sur le tibia. De là, puis déplacez-vous en postérieur presque jusqu'à la bordure postérieure du tibia, puis descendez vers le bas sur le tibia de 2 à 3 cùn. Ce point est une grande zone, et elle est stimulée normalement avec deux à trois aiguilles insérées obliquement en sous-cutané. Le point a la forme d'un haricot et la taille d'une carte de crédit. Voir la figure 15.

INDICATIONS : Le Foie 8T peut être utilisé en remplacement du traditionnel F 8. Dans le Système d'Équilibrage des Méridiens, utilisez-le également pour traiter tout ce qui concerne les yeux, les tempes, l'oreille, les troubles de l'abdomen près du niveau de l'ombilic et tout autre méridien d'équilibrage correspondant qu'il traite, ainsi que l'image-miroir de l'emplacement.

Foie 8 Tan (F8T)

Point d'acupuncture Foie 8 spécial
du Dr Richard Teh-Fu Tan

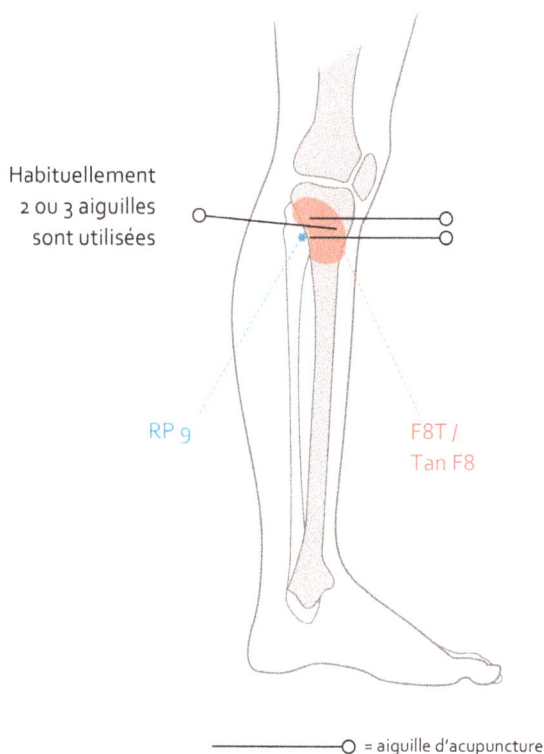

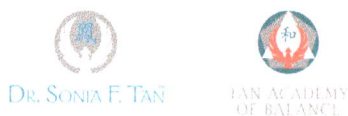

Habituellement
2 ou 3 aiguilles
sont utilisées

RP 9

F8T /
Tan F8

———————O = aiguille d'acupuncture

Dr. Sonia F. Tan

TAN ACADEMY
OF BALANCE

© Dr. Sonia F. Tan 2022

GRAPHIQUE 15

Vésicule Biliaire 34 Tan (VB 34T)

Ce point est plus facilement localisé en commençant au VB 34 traditionnel, qui est situé à la bordure inférieure et antérieure de la tête du péroné. Déplacez-vous le long de la bordure inférieure de la tête du péroné jusqu'à la bordure *postérieure* et trouvez l'espace entre l'os et le tendon. Si vous passez le tendon et que vous vous retrouvez sur le côté postérieur du tendon, vous êtes allé trop loin. Ce point a tendance à avoir un fort De Qi lorsqu'il est piqué correctement. Voir la figure 16.

INDICATIONS : Le VB 34T peut être utilisé en remplacement du VB 34 traditionnel. Dans le Système d'Équilibrage des Méridiens, utilisez-le également pour traiter tout ce qui concerne les yeux, les tempes, l'oreille, les conditions de l'abdomen près du niveau de l'ombilic et tout autre méridien d'équilibrage correspondant qu'il traite, uns ainsi que l'image-miroir de l'emplacement.

VB 34 Tan (VB 34T)

Point d'acupuncture VB 34 spécial du Dr Richard Teh-Fu Tan

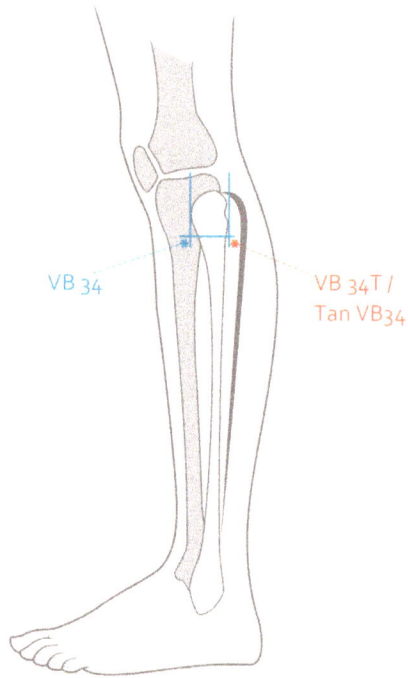

VB 34

VB 34T /
Tan VB34

GRAPHIQUE 16

PARTIE II

Systèmes Multiples Équilibrer plusieurs
méridiens simultanément et le traitement
des troubles de médecine interne

CHAPITRE 11

Équilibre Multiple –
Équilibrer globalement les Systèmes

A PRÈS AVOIR SAUTÉ À pieds joints dans la pratique du Système d'Équilibrage des Méridiens et passé au moins quatre semaines à l'utiliser (Oui,
plongez ! pour bien le comprendre et l'observer !) Et vous deviendrez plus à
l'aise avec son application, j'imagine que vous êtes à la fois impressionné et fasciné,
et que vous avez plus de questions. C'est normal ! C'est ici que nous commençons
à répondre à certaines de vos questions et à passer au niveau suivant. L'Équilibrage
Global travaille avec une stratégie et des plans de traitement complexes, avec des
résultats à spectre plus large et aussi plus durables.

Les règles du jeu : quand et pourquoi ?

Dans un équilibre multiple, historiquement inventé et nommé par Shīfù Tan 'Équilibre
Global, nous abordons trois questions clés : Que faire si :

1. Plus d'une zone d'un méridien sont affectés.
2. Deux méridiens ou plus sont malades
3. Un patient a des problèmes de médecine interne ou troubles fonctionnels.

C'est là qu'une étape de traitement plus forte et plus durable, utilisant un Équilibrage Multiple ou Global, est nécessaire. Super ! Par où commencer ?

Il y a deux conditions nécessaires pour établir une stratégie de traitement d'Équilibrage Multiple (Global) où vos résultats sont destinés à être plus intenses, plus durables dans le temps et à plus large spectre d'action. Cette dernière partie est importante à retenir, car parfois vous avez besoin que votre traitement soit dirigé sur une plus grande étendue, ou, à contrario, vous devez parfois en faire abstraction, éviter cela et garder votre orientation de traitement spécifique. Les deux conditions sont issues de l'esprit savant d'anciens ingénieurs, Dr. Chao Chen et Dr. Richard Teh-Fu Tan. En fait, je viens de deux générations d'ingénieurs, ainsi, donc bien que mon esprit ne soit pas officiellement un ingénieur, il l'est, de façon informelle ; et j'espère que vous l'appréciez. Vous le verrez peut-être en particulier lorsque j'enseigne en personne, et comment j'aime bien décortiquer les choses, puis systématiquement remettre les morceaux ensemble pour une meilleure compréhension.

PREMIÈRE EXIGENCE : Équilibre dynamique—Circulation Yīn–Yáng

Choisissez l'emplacement des points d'acupuncture en fonction de la polarité du méridien et gardez la même polarité sur chaque quadrant ou membre. Cela crée une loi naturelle où Yin et Yáng évoluent dans un mouvement alternatif (voir figure 17).

ÉQUILIBRE DYNAMIQUE

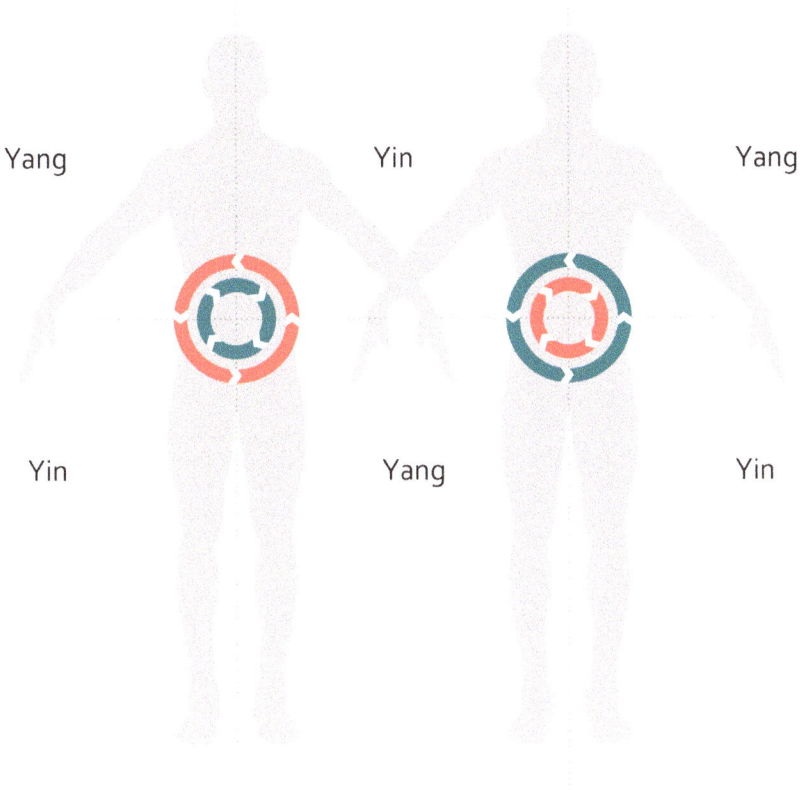

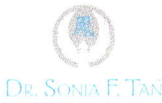

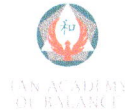

Yang   Yin   Yang

Yin   Yang   Yin

GRAPHIQUE 17

Deuxième exigence : Équilibre Statique- les Poutres

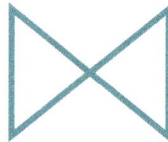

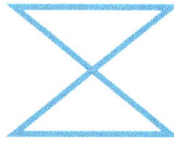

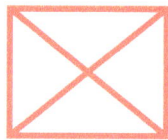

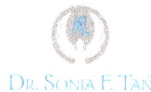

Choisissez les méridiens à connecter via les cinq Systèmes d'Équilibrage des Méridiens, afin de créer l'un des quatre types de poutres. Il s'agit d'une structure couramment utilisée en génie civil, conçue pour créer une base solide, et nous les utilisons pour la même raison dans le Système d'Équilibrage des Méridiens. Vous n'avez pas besoin d'avoir les quatre poutres ; une seule suffira.

ÉQUILIBRE STATIQUE - POUTRES

GRAPHIQUE 18

CHAPITRE 12

Les chartes d'Équilibrage Global : votre plan de navigation

D ANS CE CHAPITRE, J'AI inclus une variété de « feuilles de route » cliniques qui suivent des stratégies d'Équilibrage Multiple ou Global pour vous aider à démarrer avec des traitements. Une chose que vous devez garder à l'esprit lorsque vous commencez avec les points cliniques favoris de Shīfù Tan ou avec les miens : Vous POUVEZ personnaliser votre traitement à l'intérieur de ces chartes, en autant que vous sachiez comment. J'ai passé de très nombreuses heures de cours avec Shīfù Tan, et beaucoup de martinis pour demander et savoir ce que je pouvais faire pour être plus créative et comment lui travaillait de manière créative et clinique. La personnalisation des traitements est assurée avec une profondeur dans la connaissance des nombreux types de chartes d'images-miroir et aussi, bien connaître les six Systèmes. Une grande partie de ces personnalisations que vous verrez prendre vie en classe viennent des cas réels. Plus vous pouvez faire de personnalisation, plus vos résultats cliniques seront ciblés, efficaces et améliorés.

Quelques points importants à mentionner à propos des chartes :

1. Toute charte portant le nom « Magic » fût créée par le Dr Richard Teh-Fu Tan.
2. L'intention de ce livre n'est pas d'expliquer l'origine des chartes. Pour cette explication, vous devez suivre un séminaire en direct, qui approfondira votre compréhension de la raison pour laquelle ces chartes ont été utilisées et pourquoi elles fonctionnent.

3. Les points d'acupuncture cités sont les favoris cliniques de Shīfù Tan. J'ai également partagé et indiqué certains de mes propres points favoris, acquis par l'expérience clinique.

4. Il existe d'autres « chartes d'Équilibrage Global ». En fait, dans mon séminaire en direct, nous couvrons plus de ces chartes et discutons également de la façon de créer vos propres chartes. Dans ce livre, j'ai exposé les meilleures et plus courantes façons de débuter les traitements concernant l'aspect de médecine interne de votre pratique.

5. Rappelez-vous que les meilleurs traitements donnent au corps un message simple et spécifique. Ne renoncez pas à utiliser un traitement d'Équilibre Simple afin d'utiliser une charte d'Équilibrage Global, facile et prédéfinie. L'Équilibrage Multiple n'est pas toujours meilleur que de travailler avec une stratégie d'Équilibrage Simple. Plus le message est précis et focalisé dans votre traitement, mieux c'est !

Un mot sur le terme *Systèmes Multiples*. C'est un terme que j'ai développé, comme un moyen de faire une distinction plus claire et d'en comprendre l'utilisation, sa fonction et le résultat escompté. Je l'utilise parfois de manière interchangeable avec le terme « Équilibrage Global », qui a été inventé par Shīfù Tan. Ma préférence est de l'appelle Système d'Équilibrage Multiple, en raison de son intention plus claire d'utiliser deux méridiens ou plus, donc des Systèmes, pour atteindre vos résultats cliniques, qu'il s'agisse de problèmes musculosquelettiques complexes de ou de conditions de médecine interne.

Stratégie de Traitement des Lombalgies à un Million (TLM$)

INDICATIONS : La lombalgie sur le méridien de la vessie principalement, nécessitant un traitement plus fort et plus long (Figure 19) où l'on constate également, en plus de la lombalgie, des symptômes de douleur ou d'inconfort aux jambes, de fatigue, d'agitation et / ou de manque d'énergie. Cet ensemble de symptômes indique que plus d'une zone du méridien de la vessie est bloquée et que le patient puisse aussi possiblement présenter des troubles fonctionnels de médecine interne qui doivent être considérées.

COMMENTAIRE #1 : S'agit-il d'un vide ou simplement du fait que le Qì n'est pas accessible en raison du blocage ? Gardez à l'esprit que le mal de dos n'est pas toujours dû à un vide. Dans le concept de *Běn Biāo* 本标/本標 (cause profonde-racine et les symptômes ou branches d'une maladie), les racines prospéreront lorsque les branches seront coupées, tout comme dans le jardinage-traiter les racines pour que les racines prospèrent n'est pas toujours indiqué.

COMMENTAIRES #2 : Assurez-vous d'obéir toujours aux règles des Systèmes I-VI et à ses exigences controlatérales / homolatérales, et choisissez le côté controlatéral approprié pour les points *Líng Gǔ* 灵骨/靈骨 (Os miraculeux/spirituel), *Dà Bái* 大白 (Grand Blanc), *Zhōng Bái* 中白 (Centre Blanc), et les méridiens de l'Intestin Grêle et du Rein.

Stratégie de Traitement des Lombaires à un Million (TLM$)

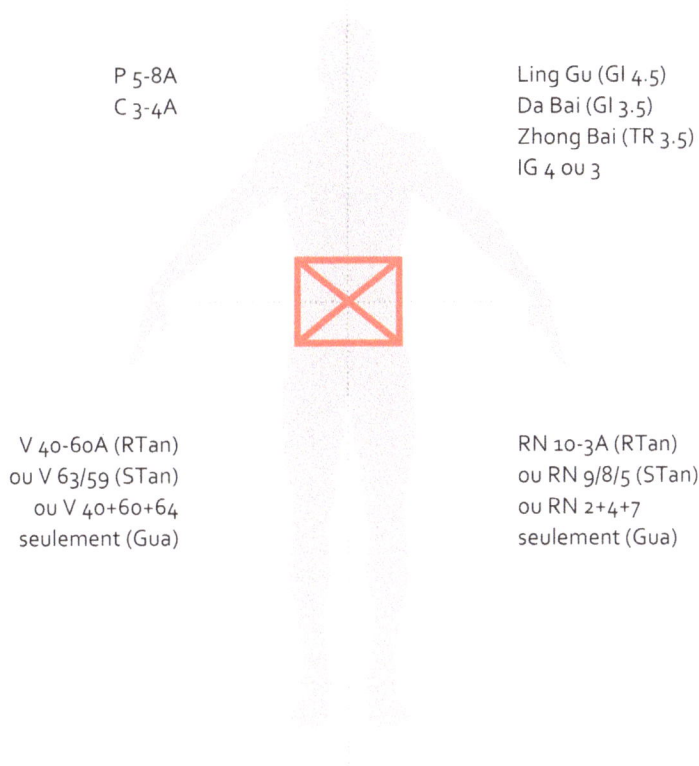

P 5-8A
C 3-4A

Ling Gu (GI 4.5)
Da Bai (GI 3.5)
Zhong Bai (TR 3.5)
IG 4 ou 3

V 40-60A (RTan)
ou V 63/59 (STan)
ou V 40+60+64
seulement (Gua)

RN 10-3A (RTan)
ou RN 9/8/5 (STan)
ou RN 2+4+7
seulement (Gua)

Assurez-vous de respecter toute règle controlatérale.

GRAPHIQUE 19

Traitement des Lombalgies à un Million +
Vésicule Biliaire et Foie (TLM$ + VB + F)

INDICATIONS : Lombalgie sur les méridiens de Vessie et de Vésicule biliaire (voir la Figure 20). N'oubliez pas que lorsque deux méridiens ou plus sont bloqués, vous devriez envisager d'utiliser une stratégie d'équilibre multiple pour des résultats plus forts et plus durables.

Remarque : Assurez-vous d'obéir toujours aux règles des systèmes I-VI et à ses exigences controlatérales / homolatérales, et choisissez le côté controlatéral approprié pour les points Líng Gǔ, Dà Bái et Zhōng Bái et les méridiens de IG et Rn.

Stratégie TLM$ + Méridiens VB et Foie
($TLM + VB + F)

Ling Gu (GI 4.5)
Da Bai (GI 3.5)
Zhong Bai (TR 3.5)
IG 4 (ou 3)

P 5-8A
C 3-7A

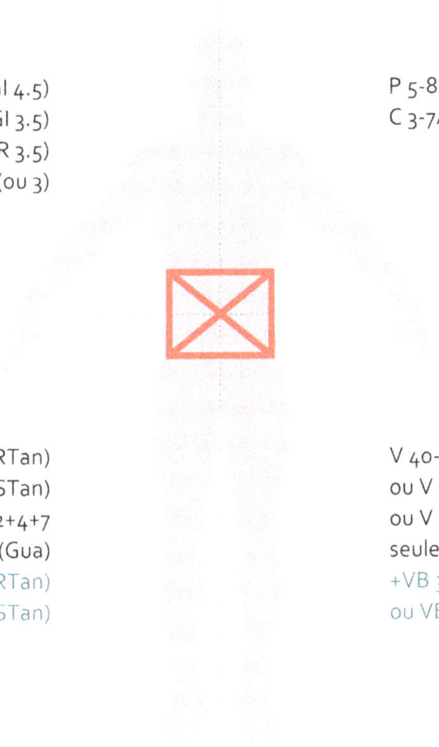

RN 10-3A (RTan)
ou RN 9/8/5 (STan)
ou RN 2+4+7
seulement (Gua)
+F 5 (RTan)
ou F 4-5A (STan)

V 40-60A (RTan)
ou V 63/59 (STan)
ou V 40+60+64
seulement (Gua)
+VB 34 ou 34T (RTan)
ou VB 35/36 (STan)

*Rappelez-vous de respecter toute règle controlatérale, si c'est le cas.

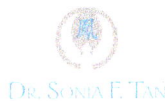

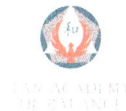

Dr. Sonia F. Tan

© Dr. Sonia F. Tan 2022

GRAPHIQUE 20

Stratégie ''Magic 4 Ligne Médiane''

INDICATIONS : Tous les symptômes le long de la ligne médiane qui ne comprennent que les méridiens Ren Mai, du Rein et de l'Estomac (Figure 21). (Les huit méridiens curieux comme tel, ne font pas parti de ce livre.) Les symptômes ne s'étendent latéralement que jusqu'au méridien de l'Estomac. Le patient utilise « une main » pour montrer où est le problème. Cela comprendrait les malaises thoraciques, les palpitations, le reflux gastro-œsophagien (RGO), les nausées, les vomissements, les nausées gravidiques, les affections de la vessie et les problèmes d'organes génitaux et reproducteurs.

REMARQUE : Assurez-vous que vous obéissez toujours aux règles des Systèmes Uniques/Simples et à ses exigences contro/homolatérales. Si les symptômes sont unilatéraux, choisissez le côté controlatéral approprié pour ces méridiens équilibrant les principaux méridiens malades du Rein et de l'Estomac. Notez également que pour les problèmes de fertilité chez la femme, bien que cela puisse être une approche, il y en a une autre qui peut être plus appropriée. Voir la stratégie GYNÉCO 8 plus loin dans ce livre.

Stratégie '4 Magiques' Ligne Médiane
(aussi nommée 'Médiane Antérieure Étroite')
- les points cliniques favoris -

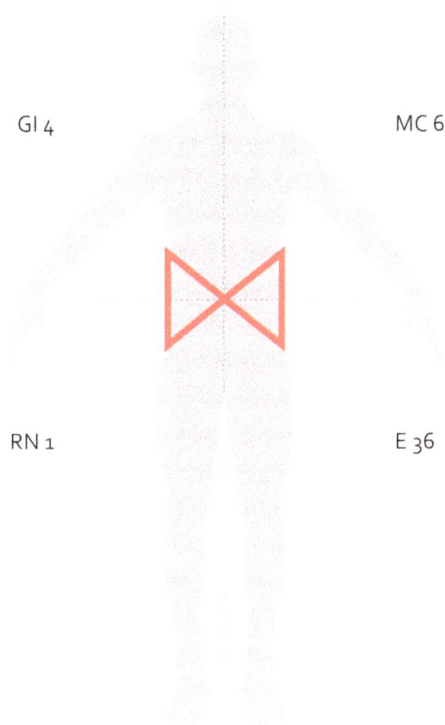

GI 4

MC 6

RN 1

E 36

Ajustez/personnalisez selon le besoin.
* Rappelez-vous de respecter toute règle controlatérale, si c'est le cas.

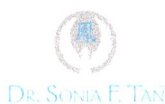

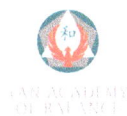

GRAPHIQUE 21

Stratégie Magic 9 (8+1)

INDICATIONS : Tout ce qui est trouble digestif où les symptômes du patient sont situés latéralement au méridien de l'estomac et englobent Rate et Vésicule Biliaire (figure 22). Le patient utilise « deux mains » pour montrer le problème. Cela comprendrait, outre les irrégularités digestives générales, les ballonnements, la constipation, la diarrhée, Syndrome du Côlon Irritable (SCI), le diabète, et les troubles métaboliques, à titre d'exemples.

REMARQUE : Assurez-vous que vous obéissez toujours aux règles des Systèmes Simples/Uniques et à ses exigences contro/homolatérales. Choisissez le côté contro-latéral approprié pour ces méridiens équilibrant les principaux méridiens malades, si les symptômes sont unilatéraux.

Stratégie '9 Magiques' (8+1)

- les points cliniques favoris -

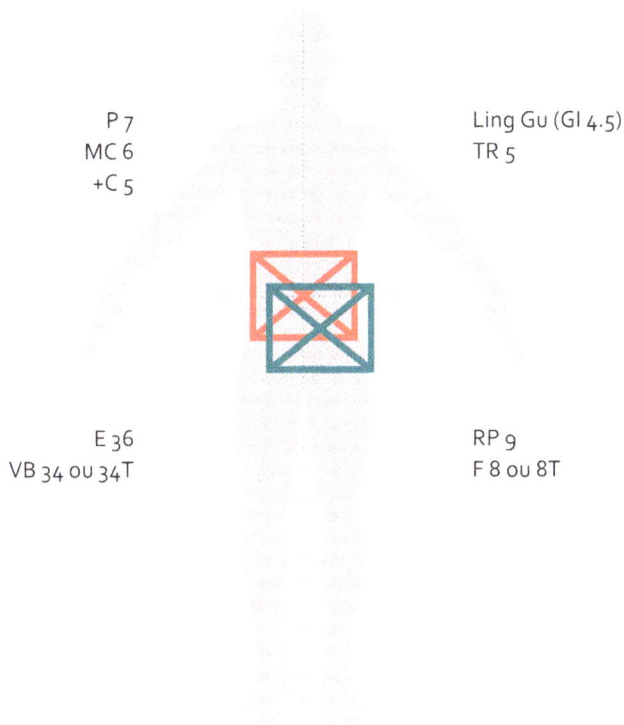

P 7
MC 6
+C 5

Ling Gu (GI 4.5)
TR 5

E 36
VB 34 ou 34T

RP 9
F 8 ou 8T

Ajustez/personnalisez selon le besoin.
* Rappelez-vous de respecter toute règle controlatérale, si c'est le cas.

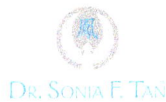

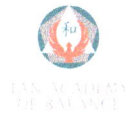

DR. SONIA F. TAN

LES ACADEMIES
DE BALANCE

GRAPHIQUE 22

Stratégie Magic 4 Chaleur

INDICATIONS : Tous les types de chaleur, vide ou plénitude, comme les infections, symptômes généraux de feu-vide, la fièvre, la transpiration (de type vide ou plénitude) —tous les symptômes de chaleur (Figure 23).

REMARQUE #1 : Le premier objectif est d'équilibrer le méridien de l'Intestin Grêle parce que IG est à la fois de type feu et le méridien le plus superficiel du corps, le Tai Yang. L'accent suivant est mis sur le méridien du Foie comme étant le plus concerné par la chaleur, parce qu'il est aisément susceptible à la chaleur et au feu ; cela se manifeste et est aussi géré dans la circulation même du méridien-organe du Foie. Ainsi, lors *du traitement de la chaleur, vous devez toujours coupler les méridiens IG et Foie*, et plus encore, Magic 4 Chaleur comme stratégie de traitement des troubles de médecine interne est plus fort et plus durable.

NOTE 2 : Assurez-vous toujours d'obéir aux règles des Systèmes Uniques et à ses exigences contro/homolatérales. Choisissez le côté controlatéral approprié pour les méridiens équilibrant les principaux méridiens malades, si les symptômes sont unilatéraux.

Stratégie '4 Magiques' Pour Chaleur
- les points cliniques favoris -
(sans conversion)

IG 1 piquer ou faire une saignée
ou IG 1 + 5+ 8 (Gua, points de
l'hexagramme converti)

C 5

F 3, 8 ou 8T
ou F1+3+5 (Gua, points de
l'hexagramme converti)

VB 41, 34 ou 34T

* Rappelez-vous de respecter toute règle controlatérale, si c'est le cas.

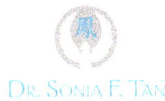

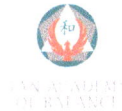

Dr. Sonia F. Tan

GRAPHIQUE 23

Exemple de cas de ma pratique clinique utilisant Magic 4 Chaleur

Bruce (nom changé pour confidentialité) est un homme de cinquante ans et l'un de mes patients réguliers. Il est venu à la clinique pour un rendez-vous l'après-midi, après avoir passé l'heure du midi à l'extérieur lors de l'une des premières journées chaudes du printemps. La température était de 25°C (77°F) et il était réticent à éviter la chaleur et le soleil après un printemps long et plus froid que la normale. Il vient normalement pour des traitements de 'mise au point' et l'entretien de sa santé gastro-intestinale.

Aujourd'hui, Bruce croit qu'il aurait été au soleil trop longtemps sans aucune protection solaire. Sa peau était rose et chaude au toucher. Il se sentait mal, avec des symptômes de faiblesse et de fatigue, et dans la dernière heure, il était étourdi et se sentait la tête légère, ainsi que des nausées. Il a déjà eu une insolation et il croit en faire une autre présentement. Bruce veut bien renoncer au traitement habituel et demander de l'aide ses symptômes d'insolation possibles. Il semblait s'aggraver rapidement, et ses symptômes d'insolation augmentaient quand je l'ai placé sur la table de traitement.

J'ai piqué mes points cliniques favoris du Magic 4 Chaleur, avec les méridiens IG et Foie, du côté gauche, Cœur et VB à droite. Dans ce cas-ci, les symptômes étaient répandus et bilatéraux. Je n'avais pas besoin d'obéir à une règle controlatérale, alors j'ai choisi les côtés pour la commodité de la position du patient et le confort anatomique. En quelques minutes, Bruce a dit qu'il se sentait mieux et que ses sensations de chaleur ont été réduites immédiatement. Les aiguilles ont été en place pendant trente minutes. À la fin de ce laps de temps, Bruce a dit qu'il se sentait de retour à la normal et que les symptômes étaient complètement disparus. Il n'éprouvait plus de nausées ou de chaleur, son énergie globale revenait et il était très reconnaissant de pouvoir rentrer à la maison pour vaquer à des activités normales ce soir et ce week-end.

Stratégie Magic 4 Femme

INDICATIONS : Problèmes de santé chez la femme et aide à l'équilibre hormonal (figure 24). Cette charte se concentre moins sur les organes reproducteurs physiques et plus sur les hormones féminines. Utile pour la régulation de l'humeur, les menstruations irrégulières, les sueurs nocturnes et les bouffées de chaleur. (Pour les symptômes de chaleur, je recommande d'ajouter les deux méridiens régulateurs de chaleur, soient IG et F, au besoin.)

REMARQUE #1: L'objectif est d'équilibrer le système méridien-organe de la Rate. C'est un code symbolique en médecine chinoise et est le plus fortement relié à la santé des femmes comme en témoigne sa manifestation de ses symptômes et de ses fonctions : La Rate produit le Sang, contrôle le Sang, gère les ballonnements et l'humidité (enflure, rétention d'eau, etc.). Par conséquent, la rate est le principal régulateur des hormones féminines.

REMARQUE #2 : Assurez-vous d'obéir toujours aux règles des Systèmes Uniques et à ses exigences controlatérales/homolatérales. Choisissez le côté controlatéral approprié pour les méridiens équilibrant les principaux méridiens malades, si les symptômes sont unilatéraux.

Stratégie '4 Magiques' Pour Femme
- les points cliniques favoris -
(sans conversion)

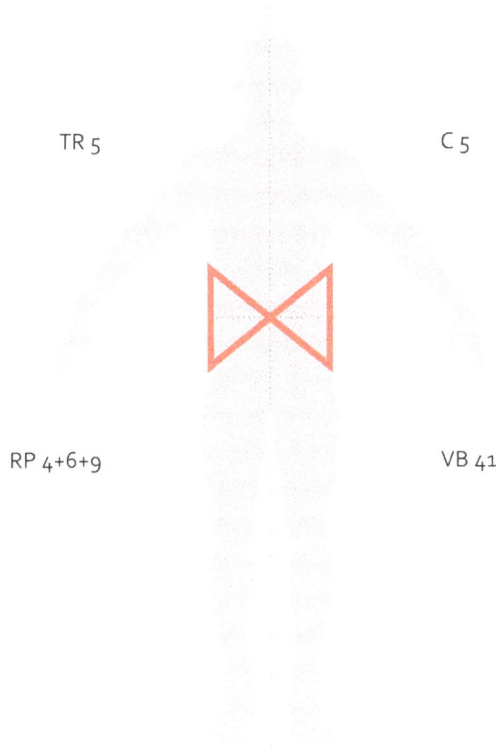

TR 5   C 5

RP 4+6+9   VB 41

Ajustez/personnalisez selon le besoin.
* Rappelez-vous de respecter toute règle controlatérale, si c'est le cas.

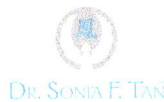

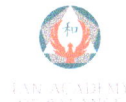

Dr. Sonia F. Tan

GRAPHIQUE 24

Stratégie Magic 4 Homme

Cette section nécessite plus d'introduction pour identifier quel système de méridien-organe est le plus impliqué dans la santé des hommes. Quel système méridien a le plus d'influence sur la santé masculine ? Foie ou Rein ? Regardons ces symptômes : stagnation, courage, colère, testostérone élevée, débit urinaire, la région inguinale inclue la prostate, la fonction érectile, et/ou la chaleur du corps. C'est le Foie qui est le principal méridien pour équilibrer la santé masculine et les hormones.

Si l'organe Vessie est impliqué ou si l'homme est très âgé, vous pouvez considérer le Rein comme étant le système dysfonctionnel au lieu de, ou parfois en plus du Foie.

Dans l'équilibrage des hormones mâles, nous avons en fait, quatre approches différentes, basées sur un raffinement des symptômes.

Stratégie Magic 4 Homme – basée sur la chaleur

INDICATIONS : Idéal pour les hommes présentant des symptômes de chaleur, de colère, d'irritabilité ou d'un corps trop chaud (figure 25).

REMARQUE # 1 : L'accent est mis sur l'équilibre du Foie et le traitement de la chaleur. C'est exactement la stratégie Magic 4 Chaleur, qui inclue le Foie dans le choix des points.

REMARQUE #2 : Assurez-vous d'obéir toujours aux règles des Systèmes Uniques et à ses exigences controlatérales/homolatérales. Choisissez le côté controlatéral approprié pour les méridiens équilibrant les principaux méridiens malades, si les symptômes sont unilatéraux.

'4 Magiques' Pour Homme
Stratégie Basée Sur Chaleur

- même que '4 Magiques' pour chaleur -

IG 1 piquer ou faire une saignée
ou IG 1 + 5+ 8 (Gua, points de
l'hexagramme converti)

C 5

F 3, 8 ou 8T
ou F1+3+5 (Gua, points de
l'hexagramme converti)

VB 41, 34 ou 34T

* Rappelez-vous de respecter toute règle controlatérale, si c'est le cas.

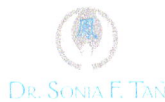

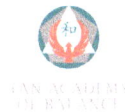

Dr. Sonia F. Tan

© Dr. Sonia F. Tan 2022

GRAPHIQUE 25

Stratégie Magic 4 Homme – basée sur Jueyin-Shaoyang

INDICATIONS : Idéal pour lorsque le patient a une personnalité tendue, son pouls est en corde, et son stress est dû à une charge de travail accrue, à un agenda trop rempli et à devoir constamment, ou avoir besoin de *faire* quelque chose (Figure 26). Par exemple, la dysfonction érectile due au stress de se sentir dépassé. Nous développons davantage les utilisations de cette base dans le niveau 3 : Conversion de méridien.

REMARQUE #1 : L'accent est mis sur l'équilibrage des méridiens du Foie et le Shaoyang. Le méridien Shaoyang est le navigateur de la liaison entre le monde extérieur et le monde intérieur. Ajustez et personnalisez les points selon vos besoins. Par exemple, la dysfonction érectile, déplacer les points vers le poignet, la main et les doigts jusqu'à la pointe.

REMARQUE #2 : Assurez-vous d'obéir toujours aux règles des Systèmes Uniques et à ses exigences controlatérales/homolatérales. Choisissez le côté controlatéral approprié pour les méridiens équilibrant les principaux méridiens malades, si les symptômes sont unilatéraux.

Stratégie '4 Magiques' Pour Homme
- Stratégie basée sur Jueyin-Shaoyang-

- exemple de points (sans conversion) pour dysfonction érectile -

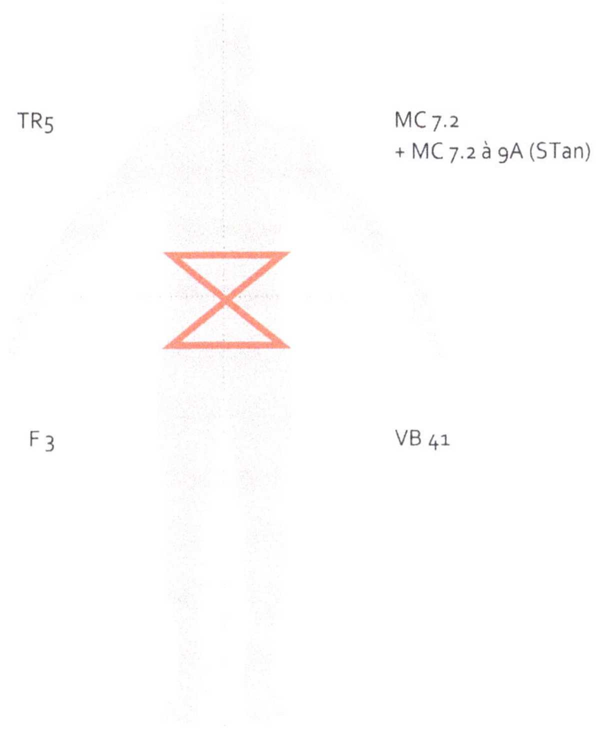

TR5

MC 7.2
+ MC 7.2 à 9A (STan)

F 3

VB 41

Ajustez/personnalisez selon le besoin. Par exemple, ajouter les méridiens régulateurs
de chaleurs F et IG ou la stratégie '4 Magiques' pour la chaleur
*Rappelez-vous de respecter toute règle controlatérale, si c'est le cas.

Dr. Sonia F. Tan

GRAPHIQUE 26

Stratégie Magic 4 Homme - basée sur Jueyin-Yangming

INDICATIONS : Idéal pour les personnes anxieuses, agitées, nerveuses, celles qui s'inquiètent constamment et ont une pensée hyperactive. Elles ont tendance à avoir un corps mince et un pouls fin. Leur stress vient de *leur pensée excessive pour tout,* tout en ayant besoin de faire quelque chose à ce sujet. Un exemple est la dysfonction érectile due au stress engendré par la nervosité et l'anxiété (figure 27). Nous développons davantage les utilisations de cette base dans l'enseignement du niveau 3 : Conversion de méridien.

REMARQUE #1 : L'accent est mis sur l'équilibrage des méridiens Foie et de l'Estomac. Vous pouvez être un peu confus par cette idée, parce que votre école vous a appris que la Rate est liée à la pensée excessive. Cependant, si l'on regarde simplement le trajet des méridiens, vous pouvez voir que méridien Yangming du pied circule sur la tête et autour de la mâchoire, qui fonctionne comme une digestion de l'information, pas seulement de la nourriture. Si vous regardez plus loin dans les trajectoires des *Luò Mài* 络脉/絡脉, le Luo longitudinal de l'Estomac circule vers le haut dans la tête et jusqu'au sommet (Maciocia,2006). L'acupuncture est un travail des méridiens, et lorsqu'il est utilisé classiquement et de manière appropriée, ce travail peut améliorer à la fois votre compréhension des fonctions multi-étagée du physique, du mental et du spirituel, et avoir des résultats cliniques plus efficaces. Ajustez et personnalisez les points d'acupuncture selon vos besoins. Par exemple, pour la dysfonction érectile, déplacez les points vers le poignet, la main, les doigts jusqu'à la pointe.

REMARQUE 2 : Assurez-vous d'obéir toujours aux règles des Systèmes Uniques et à ses exigences controlatérales/homolatérales. Choisissez le côté controlatéral approprié pour les méridiens équilibrant les principaux méridiens malades, si les symptômes sont unilatéraux.

Stratégie '4 Magiques' Pour Homme
- Stratégie basée sur Jueyin-Yangming -
- exemple de points pour dysfonction érectile -

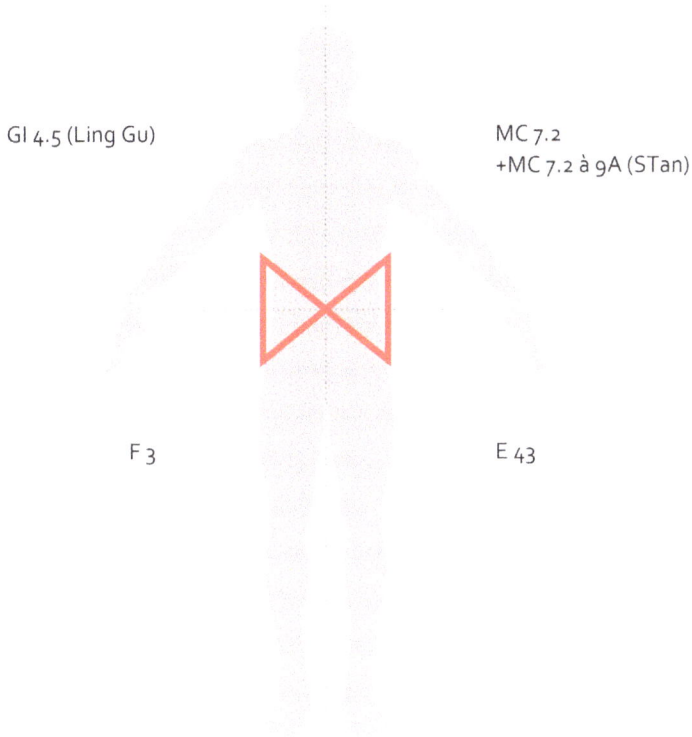

GI 4.5 (Ling Gu)

MC 7.2
+MC 7.2 à 9A (STan)

F 3

E 43

Ajustez/personnalisez selon le besoin. Par exemple, ajouter les méridiens régulateurs
de chaleurs F et IG ou la stratégie '4 Magiques' pour la chaleur
*Rappelez-vous de respecter toute règle controlatérale, si c'est le cas.

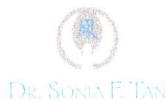

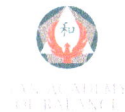

DR. SONIA F. TAN

GRAPHIQUE 27

Stratégie Magic 4 Homme –basée sur les reins

INDICATIONS : Idéal pour lorsque vous déterminez le principal méridien bloqué du patient est le Rein plutôt que le Foie. Par exemple, il peut présenter des symptômes tels que de l'hypothyroïdie, les genoux froids, et un dos froid ; il peut être âgé, ou il peut avoir eu une activité sexuel excessive.

REMARQUE #1 : L'accent est mis sur l'équilibrage du méridien du Rein. Vous avez déjà vu ce modèle- c'est la charte *Magic 4 Ligne Médiane*. La charte Magic 4 Homme–basée sur le Rein inclus le méridien du Rein et la ligne médiane, zones qui englobent les organes reproducteurs. Ajustez et personnalisez les points selon vos besoins. Par exemple, pour la dysfonction érectile, déplacez les points vers le poignet, la main et les doigts jusqu'à la pointe.

REMARQUE 2 : Assurez-vous d'obéir toujours aux règles des Systèmes Uniques et à ses exigences controlatérales/ipsilatérales. Choisissez le côté controlatéral approprié pour ces méridiens équilibrant les principaux méridiens malades, si les symptômes sont unilatéraux.

Stratégie '4 Magiques' Pour Homme
- Stratégie basée sur le Rein -

- ajustez votre stratégie '4 Magiques' ligne médiane -

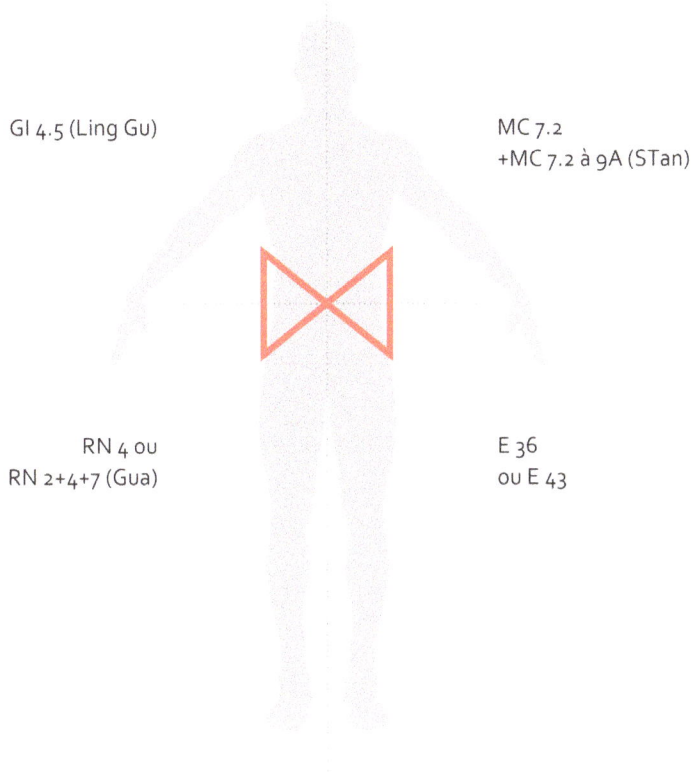

GI 4.5 (Ling Gu)

MC 7.2
+MC 7.2 à 9A (STan)

RN 4 ou
RN 2+4+7 (Gua)

E 36
ou E 43

- modifié pour dysfonction érectile -
* Rappelez-vous de respecter toute règle controlatérale, si c'est le cas.

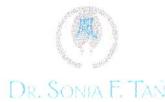

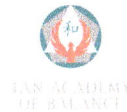

Dr. Sonia F. Tan

TAN ACADEMY
OF BALANCE

GRAPHIQUE 28

Stratégie GYNÉCO 8

Lorsque Shīfù Tan enseignait cette « Charte », comme beaucoup de celles précédentes, il expliquait la logique de chaque méridien choisi. Je le fais lorsque j'enseigne en personne. Au fil des ans, j'ai réalisé qu'il y avait un moyen plus facile de mémoriser cette charte. Je lui ai demandé de vérifier si ma façon de penser était correcte, et il a répondu avec assurance : « Oui, c'est exact. » Maintenant, quand j'enseigne, je présente simplement la charte de cette façon, car elle a plus de sens pour moi.

La charte GYNÉCO 8 du Système d'Équilibrage des Méridiens, est simple à mémoriser, car elle combine deux chartes déjà introduites : Magic 4 Ligne Médiane plus le Magic 4 Femme. Les points d'acupuncture préférentiels en clinique sont différents, mais les méridiens ne le sont pas. N'oubliez pas de toujours vous concentrer sur les méridiens, pas sur les points. Shīfù Tan l'a dit en classe et pourtant, d'une manière ou d'une autre, on a tendance à l'oublier - voici votre rappel !

INDICATIONS : Cette charte peut aider à traiter toute condition d'obstétrique et de gynécologie (voir la figure 29). Les symptômes peuvent inclure des menstruations irrégulières, des ballonnements, une dysménorrhée, une aménorrhée, une ménorrhagie, une endométriose, des sautes d'humeur ou de l'irritabilité. Ce traitement peut également aider à la maturation du col cervical et peut être utilisé pour favoriser le travail. Je vais souligner à nouveau, ce système peut traiter toute condition d'obstétrique et de gynécologie. Toutes !

REMARQUE #1 : Assurez-vous d'obéir toujours aux règles des Systèmes Uniques et à ses exigences controlatérales/homolatérales. Choisissez le côté controlatéral approprié pour les méridiens équilibrant les principaux méridiens malades, si les symptômes sont unilatéraux. Par exemple, pour la dysménorrhée causée par un fibrome d'un côté du corps, vous vérifiez exactement quel méridien est indiqué ou « malade » et obéissez à toute règle controlatérale. En utilisant le méridien d'équilibrage approprié, vous pouvez personnaliser votre traitement et faire une rangée de points Āshì correspondant à l'image miroir de la zone fibroïde.

REMARQUE #2 : Tout problème structurel important ou anomalie physique d'une certaine taille, comme mentionné dans tous les Systèmes et Chartes d'Équilibrage, pourront causer des limitations quant à l'atteinte de vos résultats cliniques, et combien de temps ils seront maintenus sans avoir besoin de traitement supplémentaire.

Cependant, vous pouvez toujours améliorer la qualité de vie d'une patiente et la maintenir.

Stratégie GYNÉCO 8
- les points cliniques favoris -
(sans conversion)

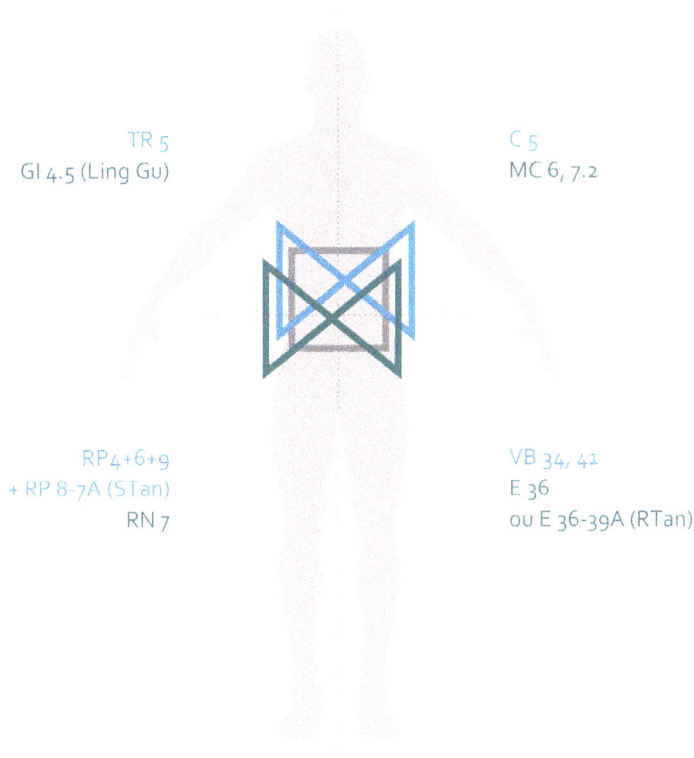

TR 5
GI 4.5 (Ling Gu)

C 5
MC 6, 7.2

RP 4+6+9
+ RP 8-7A (STan)
RN 7

VB 34, 41
E 36
ou E 36-39A (RTan)

Ajustez/personnalisez selon le besoin.
* Rappelez-vous de respecter toute règle controlatérale, si c'est le cas.

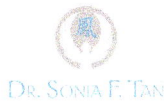

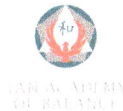

Dr. Sonia F. Tan

© Dr. Sonia F. Tan 2022

GRAPHIQUE 29

RÉSUMÉ

LES FONDEMENTS DU SYSTÈME d'Équilibrage des Méridiens sont essentiels à maîtriser avant de plonger dans des outils plus profonds et des niveaux plus avancés du Système. Plus important encore, ils sont essentiels pour des résultats efficaces dans la pratique clinique. Ce dernier chapitre résumera et passera en revue quelques idées clés du Système d'Équilibrage des Méridiens. Suivez ces concepts pour construire une pratique plus forte et prodiguer des traitements plus efficaces.

Points clés

Les cinq étapes du Système d'Équilibrage des Méridiens :

1. ***Diagnostiquer à l'aide de la théorie des méridiens.*** Quel méridien est malade ou présente un blocage ?
2. ***Évaluer quels sont les méridiens d'équilibrage.*** Vous avez le choix entre cinq principaux Systèmes Uniques et un sixième système supplémentaire si vous le souhaitez. Si la zone de blocage se situe entre deux méridiens, vous devrez également vous rendre et traiter entre les deux méridiens d'équilibrage.
3. ***Choisissez vos points en utilisant le Miroir ou l'Image (Holographie).*** Vous avez le choix entre plusieurs diagrammes maintenant, et bien qu'il y en ait d'autres, ceux contenus dans ce livre sont les plus largement utilisés. Utilisez les points d'imagerie miroir à la manière du Système d'Équilibrage des Méridiens pour une grande efficacité des résultats cliniques.

4. ***Pourchassez la douleur et l'inconfort afin que le niveau soit au moins réduit de 50 pour cent*** (si vous traitez la douleur / tension / inconfort, etc.). Une fois que vous avez atteint la marque de 50 pourcents, vous savez que vous à l'épicentre de votre cible et vous pouvez éviter de passer plus de temps à trouver une réduction de 100 pourcents, tant que vous complétez l'étape 5.

5. ***Laissez le*** Qì ***circuler pendant au moins 30 minutes.*** Laissez le circuler, afin d'irriguer tous les réseaux de méridiens pour faire son intégration et son effet et permettre de compléter un cycle complet (ce qui prend vingt-neuf minutes). Vous constaterez probablement que le reste de l'inconfort a disparu.

Gardez ça simple

Gardez le message au corps aussi simple que possible. Évitez d'aller à un Équilibre Global juste parce que vous avez une "charte " pré-dessinée pour vous. Pensez à ce qui est devant vous : Les symptômes vous disent-ils vraiment que le patient a besoin d'un traitement d'Équilibrage à Systèmes Multiples ? ou pouvez-vous juste faire un Système Simple ? Si vous faites un Système Multiple, quel est le plus faible nombre de méridiens que vous devez utiliser ? Parfois, vous devez également choisir votre bataille et vous concentrer sur un ensemble de symptômes en premier, la principale raison de consultation du patient ou quelque chose qui inclut la douleur. Ensuite, après quelques séances, vous remarquerez peut-être que les « autres » symptômes mentionnés par votre patient ont disparus. Lorsque vous arrivez à un point où le principal problème est en grande partie résolu, avec au moins trois semaines de peu ou pas de symptômes, vous pouvez changer votre orientation de traitement. Concentrez-vous maintenant sur autres choses, tout en ayant quelques points ou une stratégie d'Équilibre Multiple, pour continuer à corriger la problématique initiale.

Informez votre patient sur cette transition dès le début, sur la façon dont le traitement va progresser. Dites au patient que vous commencerez par traiter le problème principal, que vous réévaluerez après une série de traitements (dans la plupart des cas au moins quelques semaines) et que vous continuerez à cibler tous les problèmes résiduels jusqu'à ce que la plupart des symptômes se soient atténués pendant au moins deux à trois semaines. À ce stade, ils n'auront probablement plus besoin de traitements correctifs et auront solutionné de la majorité des symptômes, comme une 'mini-graduation' (aucun pendant au moins deux semaines dans la plupart des cas). La dernière étape est la « remise complète des diplômes » où ils ne sont que sur un calendrier de « maintenance » ou de « mise au point », généralement au moins chaque saison (la plupart sont environ toutes les quatre à six semaines).

Quand doit-on penser Globalement ?

Lorsque deux méridiens ou plus sont bloqués, ou qu'un méridien est affecté sur de nombreuses zones, vous devrez peut-être envisager une stratégie de Système d'Équilibre Multiple, donc un traitement plus fort ou plus durable. L'Équilibrage en Système Simple fonctionnera toujours, mais un Équilibre Multiple fonctionnera encore mieux, créant un traitement plus efficace et plus durable. Enfin, chaque fois qu'il y a un trouble de médecine fonctionnelle ou interne, vous devez utiliser une approche à Équilibre Multiple.

Lì Gān Jiàn Yǐng 立竿见影 – Plantez un piquet et voyez son ombre.

Si vous ne voyez pas de résultats « instantanés » (p. ex., dans le niveau de douleur, d'inconfort, de tension ou d'amplitude des mouvements), vous n'avez peut-être pas appliqué la méthode correctement. Vérifiez ce que vous avez peut-être fait de manière incorrecte. Posez-vous les questions suivantes : *Qu'est-ce que j'ai manqué ? Ai-je omis de diagnostiquer un méridien malade ? Ai-je utilisé le méridien d'équilibrage approprié, ou non ? Ai-je* appliqué *adéquatement le miroir ou l'image ?* Si vous vérifiez vos étapes et que vous pensez que vous avez tout fait correctement, vous devriez soupçonner que le patient puisse avoir une anomalie physique ou une déformation qui n'est pas réversible. Il en revient à vous d'être plus informé ainsi que d'éduquer votre patient. Si le patient a ce genre d'anomalie, assurez-vous de le renseigner sur les perspectives précises d'issues des traitements. Évitez d'abandonner ! Continuez. Vous pouvez souvent encore réduire les niveaux de douleur de manière significative, à un 1 ou 2/10 sur l'échelle de la douleur (ou de l'inconfort), ce qui améliorera la qualité de vie du patient.

Rappelez-vous que le Système d'Équilibrage des Méridiens peut traiter plus que la douleur. Vos traitements peuvent restaurer la fonction, favoriser la guérison cellulaire et rétablir le bon état d'équilibre dans le corps. Vous encouragez le corps à reprendre sa normalité, là où elle devrait être, et de fonctionner en harmonie.

Images - Miroir

Apprenez bien les images et miroirs (voir les figures 3 à 10). Vous pouvez utiliser et superposer de nombreuses images miroir sur une zone que vous avez besoin de traiter et être plus efficace avec votre poncture. Par exemple, traiter à la fois le bas de l'abdomen et le front ? Utilisez l'avant-bras ou la jambe, où vous utilisez à la fois l'image de la tête retournée et l'image directe du corps. Si la zone bloquée se trouve entre deux méridiens, lors du traitement de la zone d'équilibrage, piquez entre les deux méridiens d'équilibrage sur des zones aussi proches que possible d'une ressemblance anatomique. Essayez toujours de ponctuer la zone bloquée associée sur laquelle vous souhaitez provoquer une transformation.

Beaucoup plus d'images - miroir existent. Si vous choisissez de rechercher plus d'images - miroir, ma recommandation est de les utiliser dans le format du Système d'Équilibrage des Méridiens pour plus d'efficacité. Shīfù Tan a recherché de nombreuses images - miroirs et a créé des traitements multi-étages avec des résultats puissants. Si vous choisissez de ne pas rechercher plus d'images miroir, c'est très bien aussi - vous n'avez pas besoin de trouver plus d'images. J'ai utilisé une grande partie de ces principales images - miroirs (tel que cité dans ce livre) dans ma pratique et pas vraiment d'autres, depuis plus de quinze ans. Tant que vous ayez de bonnes habiletés au diagnostic de méridien, vous pouvez identifier le méridien d'équilibrage approprié ou « Charte », transposez quelle image – miroir utiliser, et améliorez votre palpation et de la qualité de votre poncture afin de ressentir le Dé Qì , vous aurez des résultats étonnants! Je le fais, ainsi que beaucoup d'autres praticiens de ce style d'acupuncture.

Les feuilles de route

Dr. Richard Teh-Fu Tan a soigneusement mis en place et testé les chartes 'prêtes à l'usage' des différentes stratégies « Magic ». « Utilisez-les comme plan de match et pour vous aider à démarrer une pratique efficace. Rappelez-vous ce que j'ai dit : Vous pouvez être encore plus efficace en personnalisant à l'intérieur de ces chartes « Magic ». Tant que vous connaissez les règles du jeu, vous pouvez bien modifier à votre guise à l'intérieur du cadre de la méthode.

Quelle est la prochaine étape ?

Une fois que vous avez appris les techniques de ce livre et que vous les utilisez bien pour obtenir de bons résultats avec vos clients, vous voudrez peut-être approfondir vos connaissances et votre pratique. Par exemple, si vous souhaitez utiliser le Système d'Équilibrage des Méridiens pour traiter les problèmes de santé mentale et de médecine interne (tels que les troubles immunitaires ou le stress lié au Syndrome du Côlon Irritable (SCI), vous pouvez prendre le cours de niveau 3 : « Conversion des méridiens ». Votre patient présente-t-il des problèmes un peu partout dans le corps

? Suivez le cours de niveau 4 : Le séminaire du « Système des Douze Méridiens ». Le niveau 5 couvre l'Équilibrage par les 5 Mouvements (ou 5 Éléments) et le niveau 6 : L'Équilibrage Saisonnier pour ce qui concerne les conditions qui se produisent annuellement ou de façon saisonnière. Après cela, vous êtes à un autre niveau et d'autres cours avancés ont comme sujet la combinaison de stratégies, sans enfreindre les règles et traitent des cas difficiles et complexes.

Alors que votre voyage pourrait se terminer avec le Système d'Équilibrage des Méridiens seulement, vous pourriez continuer à plonger dans les autres concepts de la Métaphysique Chinoise telles que *Fēng Shuǐ* 风水/ 風水 (géomancie) et l'Astrologie Chinoise, qui ont tous été classiquement pratiqués par les médecins de la Chine ancienne. Par exemple, vous pourriez apprendre à intégrer l'utilisation d'un tableau d'astrologie chinoise dans une séance d'acupuncture ou des choix de mode de vie et de régime alimentaire, créant un plan de santé vraiment spécifique et personnalisé. Vous pourriez également explorer l'apprentissage du Fēng Shuǐ et être en mesure de conseiller, dans une certaine mesure, sur l'environnement familial du patient.

Un autre domaine précieux de la théorie des méridiens que vous voudrez peut-être intégrer dans votre pratique, est l'apprentissage en profondeur des 8 Méridiens Curieux (aussi appelés Extraordinaires) et des Méridiens Luo, et comment les intégrer à la manière à la théorie des Méridiens. Comprendre ces Méridiens peut vous aider à plonger plus profondément dans les aspects psycho-émotionnels et psycho-spirituels du corps

(C.-à-d. parfois appelé le domaine de la psycho-neuro-immunologie). Cela peut vous aider à soigner des conditions telles que les traumatismes et les deuils profonds non résolus, ou aider un patient à faire face aux transitions de vie, etc. Un tout nouveau monde s'ouvrira dans votre cabinet ainsi que pour vos patients.

Quelle que soit la façon dont vous choisissez de prendre le virage, je vous encourage à le faire simplement, allez de l'avant. Posez des questions. Joignez-vous à moi en personne. Je suis là pour vous quand vous avez besoin de moi. Joignez-vous aux cours d'un autre enseignant si vous souhaitez une autre perspective. Tout au long de votre apprentissage, n'oubliez pas de grandir, de superposer et de transformer. C'est ainsi que cette médecine continue, survit et évolue. Saisissez la balle au bond.

Dr. Sonia F. Tan, BA, BA(H), DAOM, R. Ac., R. TCM. P.

GLOSSAIRE

Les termes ci-dessous sont ceux mentionnés dans le livre, à l'exception des noms de méridiens d'acupuncture. Les termes sont répertoriés dans l'ordre alphabétique de pinyin.

Pinyin	Chinois simplifié	Chinois traditionnel	Français·e·s
Āshì	阿是	阿是	Littéralement : « Ah oui » Point de la plus grande douleur
Bā Gāng Biàn Zhèng	八纲辩证	八綱辯證	Huit principes thérapeutiques
Bā Guà	八卦	八卦	Huit symboles Huit trigrammes Huit hexagrammes
Bèi Jí Qiān Jīn Yào Fāng	备急千金要方	备急千金要方	*Prescriptions d'acupuncture valant mille onces d'or*
Běn Biāo	本标	本標	Cause première (racine) et symptômes (branches) d'une maladie
Biǎo-Lǐ	表里	表裡	Extérieur-Intérieur
Bié-Jīng	别经	別經	Branche–Méridien
Cān Tóng Qì	参同契	参同契	*Le Sceau de l'Unité du Trois (de l'anglais Akinness of the Three)*
Cùn	寸	寸	Unité de mesure ou pouce
Dà Bái	大白	大白	Grand Blanc

Pinyin	Chinois simplifié	Chinois traditionnel	Français·e·s
Dé Qì	得气	得氣	Arrivée du Qi (obtention d'une sensation)
Dì	地	地	Terre
Fēng Shuǐ	风水	風水	Littéralement : « Vent-Eau » Géomancie
Fú Xī	伏羲	伏羲	Le premier empereur mythique chinois
Fú Xī Bā Guà	伏羲八卦	伏羲八卦	Première séquence (Ciel Antérieur) Arrangement des Bā Guà de l'empereur Fú Xī
Hé	合	合	Même (Signifiant être identique à, ou s'ajuster)
Huáng Dì Nèi Jīng	黄帝内经	黃帝內經	*Le classique de médecine interne de l'empereur Huang Di*
Jīng-Luò	经络	經絡	Méridien, Voie Chemin d'itinéraire Connexion ou réseau
Lì Gān Jiàn Yǐng	立竿见影	立竿見影	Plantez un piquet et voir son ombre ; effet instantané
Líng Gǔ	灵骨	靈骨	Esprit Os
Luò Mài	络脉	絡脉	Voie de connexion Canal, réseau
Míng	名	名	Nom
Qì	气	氣	Qi
Quán Xī	全息	全息	Microsystème Holographique
Rén	人	人	Humanité
Rú shěn zāo féng zhāng dì èr shí wǔ	如审遭逢章第二十五	如審遭逢章第二十五	*Chapitre 25 : Examen de la souffrance*
Sān Cái	三才	三才	Trois essences
Shǎo Yáng	少阳	少陽	Petit Yang
Shǎo Yīn	少阴	少陰	Petit Yin
Shīfù	师傅	師傅	Maître (honorifique)
Tài Jí	太极	太極	Ultime suprême

Pinyin	Chinois simplifié	Chinois traditionnel	Français·e·s
Tài Yáng	太阳	太陽	Grand Yang
Tài Yīn	太阴	太陰	Grand Yin
Tǐ Yìng Quán Xī	体应全息	體應全息	Modèle holographique de correspondance tissulaire
Tiān	天	天	Ciel
Wěn Hé	吻合	吻合	Coïncider Correspond Être identique à
Wén Wáng Bā Guà	文王八卦	文王八卦	Arrangement des Bā Guà du Roi Wen Séquence du Ciel postérieur
Wú Jí	无际	無際	Univers primordial
Wǔ Xíng	五行	五行	Les cinq phases Les cinq éléments/mouvements
Xiè xiè	谢谢	謝謝	Merci
Yáng	阳	陽	Yang
Yáo	爻	爻	Barres (lignes)
Yì Jīng	易经	易經	*Le Livre des Mutations* *Le I Ching*
Yīn	阴	陰	Yin
Yuán Qì	原气	原氣	Qi originel Ancestral
Zàng Fǔ	脏腑	臟腑	Organes/entrailles
Zhōng Bái	中白	中白	Blanc central
Zhōng Guān	中关	中關	Barrière du centre

BIBLIOGRAPHIE

Alfaro, A. (2014). How to balance for Otitis Uveitis Nasal Congestions Sinusitis and Internal Disorders. Taiwan.

Chen, C., Chen, Y., & Twicken, D. (2003). *I Ching Acupuncture.* California: I Ching Acupuncture Center.

Deadman, P., & Al-Khafaji, M. (2000). *A Manual of Acupuncture.* East Sussex: Journal of Chinese Medicine Publications.

Dharmananda, S. (2001). *SUN SIMIAO: Author of the Earliest Chinese Encyclopedia for Clinical Practice*. Extrait du Institute for Traditional Medicine: http://www.itmonline.org/arts/sunsimiao.htm

Dorsher, P. (2006). Trigger Points and Acupuncture Points: Anatomical and Clinical Correlations. *Medical Acupuncture, 17*(3), 20-23.

Dorsher, P. (2008). Optimal Localization of Acupuncture Points: Implications for Acupuncture Practice, Education, and Research. *Medical Acupuncture, 20*(3), 147-150.

Dorsher, P. (2009). Myofascial Meridians as Anatomical Evidence of Acupuncture Channels. *Medical Acupuncture, 21*(2), 91-97.

Longhurst, J. (2010). Defining Meridians: A Modern Basis of Understanding. *Journal of Acupuncture and Meridian Studies.*

Maciocia, G. (2006). *The Channels of Acupuncture.* Philadelphia: Elsevier.

Pregadio, F. (2011). The Seal of the Unity of the Three. In S. 66-67, *The Seal of the Unity of the Three* (p. 107). Mountain View, CA: Golden Elixer Press.

Tan, R. T.-F. (2003). *Dr. Tan's Strategy of Twelve Magical Points.* San Diego: Richard Teh-Fu Tan, OMD, L.Ac.

Tan, R. T.-F. (2007). *Acupuncture 1,2,3.* San Diego: Dr. Richard Teh-Fu Tan, OMD, L.Ac.

Tan, R. T.-F., & Rush, S. (1994). *Twenty-Four More in Acupuncture: Advanced Principles and Techniques.* San Diego: Richard Tan, OMD, L.Ac.

Tan, R. T.-F., & Rush, S. (1996). *Twelve and Twelve in Acupuncture: Advanced Princples and Techniques-Second Edition.* San Diego: Richard Tan, OMD, L.Ac.

Tan, S. F. (n.d.). *Copyright Sonia F. Tan 2020.* Vancouver.

Tan, S. F. (2004 to 2015). *Balance Method - Core Foundations, Advanced Track and Three Essentials courses.* North America.

Tan, S. F. (2004 to 2020). *Balance Method courses and Balance System Acupuncture teachings of Sonia F. Tan.* North America: Dr. Sonia F. Tan, DAOM, RAc, RTCMP.

Tan, S. F. (2010 to 2011). *Classical Feng Shui Practitioner Certification training with Marlyna Los.* Vancouver: Marlyna Los.

Travell, J., & Simons, D. (1982&1983). *Myofascial Pain and Dysfunction: The Trigger Point Manual, Vols 1&2.* Baltimore: Williams & Wilkins.

Twicken, D. (2012). *I-Ching Acupuncture-The Balance Method.* London: Singing Dragon.

Young, W. (2008). *Lectures on Tung's Acupuncture Therpeutic System.* California: American Chinese Medical Culture Center.

Young, W., Chang, C., & Morris, W. (2003). *The Theory and Application of Ti Ying Quan Xi (Tissue Correspondence Holographic Model).* Korea: Korea.

Young, W.-C. (n.d.). *http://www.drweichiehyoung.com/ dr-young-tungs-acupuncture.* Extraits du Dr Wei-Chieh Young.

À PROPOS DE L'AUTEURE

Dre Sonia F. Tan, BA, BA(H), DTCM Dip, DAOM, R. Ac., R.TCM. P., aide à guider les gens sur leur chemin vers la santé dans le monde de la MTC depuis 2006. Elle est Docteure en Acupuncture et en Médecine Orientale (diplôme DAOM), acupuncteure agréée (R. Ac.) et praticienne agréée en Médecine Traditionnelle Chinoise (MTC) (R.TCM. P.). Elle a obtenu son Doctorat en Recherche Clinique de l'*Université Yo San* de Médecine Traditionnelle Chinoise à Los Angeles, en Californie, et a reçu le Prix de Distinction DAOM (pour l'excellence en recherche clinique et en travail didactique clinique). Ses recherches ont porté sur « une nouvelle approche du traitement de la rhinite allergique et de ses résultats d'efficacité ». Elle est également diplômée du Programme de Doctorat de cinq ans en Médecine Traditionnelle Chinoise de l'*International College of Traditional Chinese Medicine* de Vancouver. Dr. Sonia F. Tan est l'une des rares praticiennes certifiées de niveau Or du regretté Dr. Richard Tan, et elle a reçu personnellement la permission de l'appeler Shīfù 师傅/師傅 (Maître honorifique).

Elle a étudié la Méthode d'Équilibrage avec le Dr Richard Teh-Fu Tan de 2004 jusqu'à son décès en 2015. Les cours de niveau les plus avancés de Shīfù Tan, après tous les niveaux de la Méthode de l'Équilibrage, ont d'abord été complétés par un groupe de seize étudiants seniors. Dre Sonia F. Tan était l'une de ces seize personnes. Avec l'assentiment d'autres collègues seniors pour transmettre l'héritage et les connaissances de la Méthode d'Équilibrage, elle a développé et créé en 2018, le tout premier Programme de Certificat en Système d'Équilibrage des Méridiens dans un établissement d'enseignement postsecondaire public accrédité - le Collège Langara à Vancouver.

En 2010, Dre Sonia F. Tan a eu l'honneur d'être nommée et de faire partie des équipes médicales olympiques et paralympiques des Jeux de Vancouver en 2010.

Elle enseigne et prononce des conférences d'introduction depuis 2013 et a été invitée dans de nombreuses émissions dans les médias. Elle a également suivi de nombreux cours de thérapie auxiliaire et avancée, tels que le 'Sound Healing', Aromathérapie et Huiles Essentielles en MTC clinique, la Méthode d'Équilibrage du Dr. Richard Teh-Fu Tan (l'une des rares praticiennes certifiées niveau Or). De plus, elle a appris l'approche des huit méridiens extraordinaires auprès de Jeffrey Yuen et d'Yvonne Farrell, approche qu'elle utilise continuellement dans sa pratique.

En outre, suivant les traces de son grand-père et sous le 'parapluie' classique de la Médecine Chinoise, Dre Sonia F. Tan a suivi un apprentissage en Métaphysique Chinoise dans les domaines de l'Astrologie Chinoise, de la lecture faciale et du *Fēng Shuǐ* 风水/風水 (géomancie). Elle a complété les certifications sous divers enseignants en 2011. Elle est une disciple directe et de la première classe diplômée du regretté grand maître Dr Richard Teh-Fu Tan et aussi certifiée en Astrologie chinoise Bā Zì 八字 (Huit caractères ou symboles). Elle a également suivi une formation et est certifiée praticienne en Fēng Shuǐ et Astrologie Chinoise depuis 2011, sous l'égide de Maître Marlyna Los. En tant qu'étudiante d'une variété d'arts martiaux depuis 1995, Dr Sonia F. Tan est reconnaissante à son Shīfù, feu Dale Johns, pour sa fondation, et à Shīfù Matthew Dyck pour continuer à la guider sur cette voie.

La Dre Sonia F. Tan est reconnaissante envers ses patients, sa pratique et sa clinique primée à Vancouver, Colombie-Britannique, au Canada. Suivant les traces de ses deux grands-pères, Sonia est immergée dans tous les aspects de la Métaphysique Chinoise et aime beaucoup éduquer et inspirer d'autres personnes !

À PROPOS DE L'AUTEUR DE L'AVANT-PROPOS

John Mini, MScM, L.Ac., est un acupuncteur et herboriste agréé qui vit et travaille dans la région de la baie de San Francisco, en Californie, depuis 1988. Il a commencé à étudier la Médecine Chinoise et la philosophie Taoïste, ainsi que les croyances et les sciences des cultures autochtones à un très jeune âge et a toujours maintenu son enthousiasme dans ces domaines. Parallèlement à sa pratique de l'acupuncture, il a étudié et a utilisé sa connaissance des sciences autochtones et modernes pour découvrir la meilleure façon d'aider ses patients. Il était l'un des étudiants seniors du Dr Richard Teh-Fu Tan et a utilisé la Méthode d'Équilibrage depuis sa première rencontre avec Shīfù Tan au milieu des années 1990. John est l'un des « premiers seize » de Shīfù Tan. Les résultats de ses recherches et de son expérience l'avaient amené à écrire, à travailler à but non lucratif, à diriger des séminaires et des ateliers pour aider plus de gens qu'il n'est capable de traiter dans sa pratique médicale privée. John Mini est également l'auteur du livre *Marijuana Syndromes: How to Balance the Effects of Cannabis with Traditional Chinese Medicine*.

À PROPOS DU TRADUCTEUR

Claude Raymond pratique l'acupuncture depuis 1985, il est diplômé de l'Institut de Médecine traditionnelle Chinoise Canada (Montréal, Qc 1982 – 1985) et de l'Université Européenne de SinoBiologie (Enseignements pharmacopée chinoise et acupuncture issus du Dr Leung Kok Yuen) (Montréal, Qc 1987 -1988).

Dès la jeune vingtaine, il fût instruit initialement avec la Théorie des Méridiens et l'action des points Shu-Antiques, selon l'enseignement et les livres de Georges Soulié de Morant, puis Dr Nguyen Van Nghi.

Parlant le français et l'anglais couramment ainsi que la connaissance des termes médicaux modernes et du vocabulaire particulier que nous utilisons en MTC\acupuncture, il est invité à faire de la traduction simultanée lors du Congrès Internationale de l'Ordre des acupuncteurs du Québec en 2006. Dès lors et jusqu'à aujourd'hui (2022), par la traduction, il a aidé à faire connaitre aux acupuncteurs (es) du Québec de nombreux formateurs anglophones de grand renom, qui ont été sollicités et invités par le Comité de Formation Continue de l'Ordre des acupuncteurs du Québec.

Au début de 2017, Dr Sonia F. Tan accepte de venir enseigner au Québec et, dès la première rencontre, une relation de confiance et amicale s'est établie par une vision commune de l'acupuncture et des méridiens.

La vie professionnelle de M. Raymond a été en constante recherche d'efficacité et de rapidité de résultats. Sa pratique clinique a constamment évolué au fil du temps, et culmine maintenant par l'intégration de ce merveilleux système de pensée dont l'origine remonte aux écoles bouddhistes de Taiwan (Dr Tan fait partie de la 39e lignée), le Système d'Équilibrage des Méridiens.

C'est avec honneur et grand plaisir que M. Raymond a accepté de traduire ce premier livre du Dr Sonia F. Tan, pour qu'il soit diffusé et connu par toutes les personnes pratiquant l'acupuncture dans la francophonie et qui veulent évoluer davantage dans la qualité et l'efficacité de leur pratique.

www.ingramcontent.com/pod-product-compliance
Lightning Source LLC
Chambersburg PA
CBHW041911220326
R18017400001B/R180174PG41597CBX00007B/7